近代名医珍本医书重刊大系
（第二辑）

研药指南

何舒　著
宋欣丽　袁小红　点校

天津出版传媒集团
天津科学技术出版社

图书在版编目（CIP）数据

研药指南 / 何舒著；宋欣丽，袁小红点校. -- 天
津：天津科学技术出版社，2023.4
（近代名医珍本医书重刊大系. 第二辑）
ISBN 978 - 7 - 5742 - 1063 - 9

Ⅰ. ①研… Ⅱ. ①何… ②宋… ③袁… Ⅲ. ①中药学
Ⅳ. ①R28
中国国家版本馆CIP数据核字（2023）第059204号

研药指南
YANYAO ZHINAN
策划编辑：田　原
责任编辑：梁　旭
责任印制：兰　毅

出　　　版：天津出版传媒集团
　　　　　　天津科学技术出版社
地　　　址：天津市西康路35号
邮　　　编：300051
电　　　话：（022）23332392（发行科）23332377（编辑部）
网　　　址：www.tjkjcbs.com.cn
发　　　行：新华书店经销
印　　　刷：河北环京美印刷有限公司

开本 880 × 1230　1/32　印张14.625　字数258 000
2023年4月第1版第1次印刷
定价：118.00元

近代名医珍本医书重刊大系第二辑专家组

读名家经典
悟中医之道

扫描本书二维码，获取以下**正版专属资源**

本书音频	畅享听书乐趣，让阅读更高效
走近名医	学习名家医案，提升中医思维
方剂歌诀	牢记常用歌诀，领悟方剂智慧

- **读书记录册**
  记录学习心得与体会

- **读者交流群**
  与书友探讨中医话题

- **中医参考书**
  一步步精进中医技能

扫码添加智能阅读向导
帮你找到学习中医的好方法！

操作步骤指南 | ① 微信扫描上方二维码，选取所需资源。
② 如需重复使用，可再次扫码或将其添加到微信"收藏"。

推荐文

中医药是我国劳动人民在长期防治疾病的实践中创造的独具特色的医学科学，千百年来为中华民族的繁衍昌盛做出了不可磨灭的贡献。作为新时代的中医药人，弘扬中医文化，传承国药精粹，使其更好地造福于民，是我们的神圣职责和义务。

当前，中医药自身正处在能力提升关键期，国际社会对中医药的关注度也日益提升。近年来，党和国家领导人非常重视发挥中医药在对外交流合作中的独特作用，并对新时期中医工作做出重要指示：一是全新、明确地界定了中医药学在中华文化复兴新时期的关键地位，是"打开中华文明宝库的钥匙"；二是指出了深入研究和科学总结中医药学的积极意义，即"丰富世界医学事业、推进生命科学研究"；三是揭示了中医药学在国际文化交流与合作中的重要作用，即"开启一扇了解中国文化新的窗口，为加强各国人民心灵沟通、增进传统友好搭起一座新的桥梁"。

天津科学技术出版社有限公司和北京文峰天下图书有限公司共同打造的"近代名医珍本医书重刊大系"第二辑包含 19 世纪中医名家代表作，如：《伤寒论启秘附仲景学说之分析》《集注新解叶天士温热论》《脏腑药式补正》《伤寒杂病论会通》《金匮要略释义》《研药指南》《伤寒杂病论义疏附医理探源》《金匮要略新义》《内科杂病综古》《女科综要附医案余笺》《金匮要略改正并注》《伤寒论改正并注》《香岩径》《张锡纯屡试屡效方》《张锡纯中药亲试记》《张锡纯中医论说集》《张锡纯医案讲习录》《张锡纯伤寒论讲义》《伤寒论新义》，包含了刘世桢、张山雷、黄竹斋、张锡纯等医家的代表作。

这些医家对中医发展、中医学术研究具有独特见地。时至今日，他们的学术思想和医案对临床及各类医学问题的研究仍具有重要参考和启迪作用。现将他们的经典医案和医论汇集整理重新出版，以为读者提供一份难得的了解、研究、继承中医的宝贵资料。

此系列丛书的出版，不仅具有示范意义，对全国中医药学术传承发展，也将起到积极的推动作用。且该丛书的点校与出版，并非单纯的医史研究，也非单纯的文献整理点校，而是有着很专业的实用价值，在阅读过程中，可以与这些医家的思想碰撞，产生火花。欣慰之余，愿为之推荐。

名老中医药专家学术经验继承工作指导老师

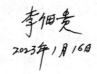

李佃贵

2023年1月16日

序 言

  "近代名医珍本医书重刊大系"具有包含医家更多、选取品种更全、更具代表性，梳理更细致，点校者权威等特点。在第一辑的基础上，第二辑继续扩充19世纪中医名家代表作，共计19个品种。具体包括《伤寒论启秘附仲景学说之分析》《集注新解叶天士温热论》《脏腑药式补正》《伤寒杂病论会通》《金匮要略释义》《研药指南》《伤寒杂病论义疏附医理探源》《金匮要略新义》《内科杂病综古》《女科综要附医案余笺》《金匮要略改正并注》《伤寒论改正并注》《香岩径》《张锡纯屡试屡效方》《张锡纯中药亲试记》《张锡纯中医论说集》《张锡纯医案讲习录》《张锡纯伤寒论讲义》《伤寒论新义》，包含了刘世桢、张山雷、黄竹斋、张锡纯等医家的代表作。这次点校着重以中医传统理论结合著者学术经验予以诠解，汇辑各家注解，但不为古人注释所囿，联系所论的因、证、治疗等加以阐论和分析，凭证论治，论证用药。这套书深挖中华医藏，系统梳理19世纪中医名家代表作，可以为中医研究者提供坚实的文献研究基础，承前启后，为复兴中医药文化、提升中医药社会地位提供理论基础。也进一步贯彻了新时期中医工作重要指示精神：全新、明确地界定了中医药学在中华文化复兴新时期的关键地位，是"打开中华文明宝库的钥匙"。

　　"近代名医珍本医书重刊大系"是目前最系统地甄选19世纪中医名家代表作的系列丛书，特聘国医大师李佃贵指导，并邀请当今的中医名家、青年临床医师加入，进行严谨的点校重刊，旨在为研究中医药知识提供理论基础，传承发展祖国中医药文化。

全景脉学创始人

2023年2月11日

自 序

医家用药，欲求不背《本经》，舍寝馈于张长沙、孙真人之所论述，又安从而取法哉？邹子润安以所得于《伤寒》、《金匮》及《千金方》之心法，著为《本经疏证》，指实叩虚，推阐尽致，诚治《本经》者所必读之书也。

惟其自序有云"罕譬曲喻"，一若人终不喻者，盖其书渊博精微，初机得之则不免望洋之叹。舍予于《神农本经》只觉弥高弥坚，怀疑而未敢自决者何止十年，自得邹氏本而读之，再历寒暑而后知先圣、后圣之法始终一贯，有非浅尝所能窥其万一者，则邹子继往开来之功，岂寻常所能拟议哉！

慨夫当世之医，大抵止讲临证，习方书，求其能读仲景书者殆不可多得，则邹氏之书吾知见者、闻者非掉头不顾，即掩耳而欲走矣。考邹子著书之动机，原为潜江刘氏《本草述》而发。在潜江之述《本草》已为积三十年而始成，而邹子为补潜江之未备，复六更岁序而脱稿。以二子之精专，视今人之粗陋，则古今人之不相及为何如耶！

舍予于《疏证》百读之余，窃愿贡其一得之愚于无量之来学，爰取邹氏原文，摘举精要，演为法语，并将其续疏之所发明者，亦节要而歌括之，都为五卷，即题曰《研药指南》。非夸也，盖学人初研《本草》，繁则阻其向上之机，简则塞其参悟之门，兹编言该理富，繁简得中，颇足以供药学入门之需要，而为药海之南针耳。

邹子自序云："六年梦梦，一旦豁然。"舍予今者亦颇有十年梦梦，竟得豁然之感，良足慰矣。但未审于邹子何如，吾为兹惧。

中华民国三十七年季夏舍予老人何舒识于昭陵灵兰中医
学会之维摩医室

目 录

研药指南　上卷之二 / 93

研药指南　上卷之三 / 175

研药指南　下卷之一 / 263

研药指南　下卷之二 / 347

研药指南 上卷之一

邵阳　何　舒竞心　　　　　　录存

受业　男致潇　李虞卿　何南国

　　　何汉拔　胡俊明　　　同校

甘　草

一、经文便读

甘草甘平，功擅解毒，主治五藏与六府，倍气力而坚筋骨，能除寒热之邪气，解疮肿且长肌肉。

二、气味功能

春苗夏叶秋花冬实，得四气之全。色黄叶甘，迥出他黄与甘之上，故能温中下气，通经脉，利血气，坚筋骨，长肌肉而倍气力。

三、特效

居中安土，最补胃阴，善泻心火，_{中黄皮赤，}入脾兼入心；又能化急疾为和顺。

四、用法举例

（一）甘草干姜汤　安中宫阳气之怫乱以和脾，用甘草制上中以及下，扩充以至于外。

（二）芍药甘草汤　通木藏阴气之凝结以和肝，用甘草制中下以及外，扩充以至于内。

（三）理中汤　治上吐下利，用甘草由中以兼制上下。

（四）甘草干姜汤　治肺痿、肺冷，遗尿、小便数，此为上虚不能制下，用甘草由中以益上制下。

（五）桂枝人参汤　治外热内寒，表里不解，用甘草由中以兼制内外。

（六）四逆汤　治下利清谷，用甘草由中以兼下。

（七）通脉四逆汤　治下利面赤，内寒外热，用甘草由中以及下兼制内外。

（八）桂枝汤治风，芍药甘草附子汤治寒，黄芩汤治热，皆用甘草以居中安土，充达四旁。

（九）小柴胡汤　五味七味皆可加减，惟柴胡甘草不可加减，良以安内攘外不可偏废也。

（十）王不留行散　治金疮，君甘草以泻急疾之心火。

（十一）甘草汤治少阴咽痛，栀子甘草豉汤治虚烦，皆用甘草以缓火。

（十二）黄芪五物汤（治血痹）治下，制方宜急，急则去甘草，而多其分数；桂枝加黄芪汤（治黄汗）治上，制方宜缓，缓则加甘草，而减其分数。

（十三）诸泻心汤　治误下致内不安，用甘草以安内。

（十四）药之散者，外而不内，如麻、桂、青龙、柴胡、葛根等汤；药之攻者，下而不上，如调胃承气、桃仁承气、大黄甘草等汤；药之温者，燥而不濡，如四逆、吴茱萸等汤；药之清者，冽而不和，如白虎、竹叶石膏等汤；药之杂者，众而不群，如诸泻心汤、乌梅丸等；药之毒者，暴而无制，如乌梅汤、大黄䗪虫丸等，均宜甘草调剂其间。

五、维摩法语

甘草气全，缓中补虚，化急疾为和顺，达中枢而自如。治金疮且解百毒，经脉能通，气血能利，协土德而和众气，无处不到，无邪不祛。

其气冲和，最养胃阴，又善解毒、缓痛、泻心。随气药入气，合参芪治阳虚最效；随血药入血，协地萸疗阴虚亦同。中满者忌用，恐其作胀；欲速下勿投，恐其缓功。

生用补脾胃不足而泻心火，蜜炙补三焦元气而散表寒。纯热纯寒佐之最妙，恶心呕吐犯之大难。

居中安土，充达四旁，通木藏阴气之凝结，甘草宜佐芍药，安中宫阳气之怫乱，甘草又配干姜；理中汤用甘草由中以制上下，四逆汤用甘草由中以理下焦；桂枝人参汤用之使表里两解，通脉四逆汤用之则内外能调。

黄芩汤治热，桂枝汤治风，芍药甘草附子汤治寒，皆用甘草以安土居中。

栀子甘草豉治虚烦，王不留行散治金疮，皆用甘草缓火。长沙古法宜详，他如用甘草以和药性则散见于仲圣诸方。

人 参

一、经文便读

人参甘寒，开心益智，补五藏而安精神，定魂魄而止惊悸，久服则轻身延年，兼明目而除邪气。

二、气味阴阳

人参色黄味甘，气凉质润，正合中土脾藏之德。又此物不生原隰污下而生山谷，是其体阴，乃偏生于树下而不喜风日，是为阴中之阳。其体阴故能补阴，又为阴中之阳，故能入阴，使入阴中之气化为津不化为火。

三、主治

（甲）补五藏、安精神、定魂魄 人身五藏之气，以转输变化为阳，藏而不泄为阴，人参为阴中之阳，其力厚，其性醇，故举安精神、定魂魄，而补五藏之征验具矣。

（乙）明目、开心益智、止惊悸　人参与中土合德，故首入脾而仓廪崇，次入肺而治节行，次入肾而作强遂，次入肝而谋虑定、惊悸除、目明，次入心而神明固、心开智益。

四、用法举例

（一）在表剂中参可多用　表剂中开解药多，人参若少则不足以驾驭之。

（二）在补剂中参宜少用　补剂用参，止欲其与他药相称，偏重则必有所壅遏。

（三）呕证用参　人参能入阴化阳，故入寒凉队中则调中止渴，入温热队中则益气定逆。呕者，脾胃虚弱更触邪气也，人参味甘而苦，甘则补中，苦则能于虚中去邪。

（四）凡表邪不分者不可用参　表证已罢，内外皆热，虚实难明者，亦不可用参。

（五）热盛而虚者可用参，实者不可用也。

（六）在上病之动者寒热皆可用参　如白虎加参、理中丸、竹叶石膏汤等症有渴、吐及唾，皆动是也。

（七）在下病之静者亦可用参　如附子汤症之不动

是也。

（八）在上病之静者不可用参　如诸在表当发汗解肌症及结胸、痞气、停饮等候是也。

（九）在下病之动者亦不可用参　如诸下利症是也。

（十）既吐且利者可用人参　以上下不守属中宫溃败，急须用参以安中兼制上下。

（十一）人参入气药中则和阴而生气，入血药中则归阴而化气，入风药中则随所至而布气，故乌梅丸寒药为君、侯氏黑散收散并行、薯蓣丸补泻错乱、竹叶石膏汤寒药甚多、温经汤热药为君等方皆用人参大力者居其间以和之，否则其力不齐而互相违拗矣。

（十二）人参可用以除邪气。

（甲）主肠胃中冷　如茯苓四逆、吴茱萸、附子、乌梅丸等方。

（乙）主心腹鼓痛　如黄连汤、九痛丸、大建中、柴胡桂枝等。

（丙）主胸胁逆满　如人参汤、朴姜夏草人参汤等。

（丁）主霍乱　如四逆加人参汤、理中丸。

（戊）主吐逆　如大半夏、麦门冬、竹叶石膏、橘皮竹茹、竹叶、干姜芩连人参等汤，干姜半夏人参丸。

（己）主调中　如半夏生姜二泻心汤、薯蓣丸。

（庚）主消渴　如白虎加参，小柴加参等。

（辛）主通血脉　如炙甘草、通脉四逆、温经等。

（壬）主破坚积　如旋覆代赭汤、鳖甲煎丸。

五、维摩法语

人参凉润，味甘色黄，正合脾德。阴中之阳，以其入阴，故补五藏力厚性醇，以其为阴中之阳，故能使阴中之气不化火而化津。热盛而虚者服参有效，热盛而实者投之可嗟。在补剂中参宜少用，偏重则壅遏不行，在表剂中参可多用，少则不足以补正驱邪。

人参入阴化阳，寒热均能奏功，入温药队中则益气定逆，在寒凉队里则止渴调中。又其特效，补益诸虚，表邪不分者服之则留邪可虑，虚实难明者妄投则变症堪虞。

参为气分要药，又能气血通行，入血药中则归阴而化气，入气药中则和合而相生，若入风药则随所至布气而纵横。

既吐且利，参能安中而定乱，补泻兼行，参则居间而和之。病在上动者用参，而静者则忌；病在下静者用参，而动者勿施。用参以除邪气，仲圣诸方可师。

术

一、经文便读

术之气味甘温，入脾，风寒湿痹、痉疸死肌，止汗除热，煎饵消食，久服轻身延年不饥。

二、气味功能

（甲）其气温，其味甘苦而辛，甘能补中，苦能降泄，辛能升散。

（乙）最能除湿益气。

（丙）能入脾胃，内固中气，外御湿侮。此物开花于初夏，结实于伏时，偏于湿气弥漫之际，显其有猷有为。

（丁）能举脾之陷，不能定胃之逆。

（戊）能治脾胃虚，不能治脾胃实。

三、特效

在气主气，在血主血。术为中焦之药，切之有膏液而色赤，是术虽气分补中除湿之剂，又有功于血分，能除水气而利腰脐间之血也。

四、用法概略

（甲）以术治眩，非治眩也，治为眩之痰与水耳。

（乙）以术治痹，其症非兼烦必兼重。风胜则烦，湿胜则重，白术之效于风胜湿胜者为最宜，于寒胜者为差减。

（丙）以术治渴，为呕吐者言之，术究非治渴之物也。

（丁）以术治水，则止能防水之下泄，不能防水之上涌。水饮湿三者同出一源，故均可用术治之。

（戊）吐多当去术，下多还用术胃逆则吐多，脾陷则下多，术能举脾之陷，不能定胃之逆也。

（己）腹满去术脾实则腹满，吐则渴饮，必用术胃虚渴饮，以术治脾胃虚，不能治脾胃实也。

（庚）湿寒为阳郁阴中而不升，是气之虚，可用术，补正以益气。

（辛）湿热为阴困阳中而不降，是气之实，不得用术，此当除邪以益气，连、柏、栀、黄可酌施也。

（壬）太阴吐利，术在可用可不用之列；少阴吐利，绝无用术之理。

（癸）术与芍药同用，治胸腹间有水气；术与芎、归、芍药同用，能除水气而利腰脐间之血。

五、古方示范

（甲）麻黄加术汤以身烦而用术，防己黄芪汤以身重而用术，桂枝附子汤、去桂加白术汤以身体烦疼而加术，甘草附子汤以骨节烦疼而用术，甘姜苓术汤以腰重如带五千钱而用术，近效术附汤以头重而用术。

（乙）五苓散以其水上下兼阻，故术桂并行，桂枝汤去桂加苓术在上之水气不化，用桂则嫌其性兼旁行不能速下，用苓术则径情直行，抉去其病，桂能降，术亦能降，特桂之降能使在下之水气化，术止能使在中之水气化耳。

（丙）理中丸以下多还用术，桂枝附子汤以大便硬小便自利，去桂加术。

（丁）五苓散、防己黄芪汤、甘草附子汤三方均用术，止汗除热。

六、维摩法语

白术辛甘温苦，补中能降能升，举陷固中是其特效，除湿益气，又其殊能。痰水为病而头眩，收功最捷，胃虚吐利而渴饮，奏效堪称。吐多胃逆非术能治，下多脾陷惟术相应。以术治痹症，必兼烦兼重，以术治水，功分上涌下行白术止能防水之下泄，不能防水之上涌。热汗能除，风湿可验凡风湿相搏，发热汗出身重者，得白术而悉除，腹满勿用，脾实可征白术不治脾胃实。

术芍芎归同用，治水而兼利血；术与芍药同用，胸腹水气能平。在上水气不化，术苓直导而下；水气上下兼阻，又宜术桂兼行。

其气温燥，故实脾胃，除痰运湿。其味涩滞，故止汗出，燥肾闭气。痈疽得之反多脓，奔豚遇之转增剧。在血主血，在气主气，最利腰脐，且除三气所致之疾。得参苓大补中气，得枳橘健运首推。君枳实以消痞，佐黄芩以安胎。又主嗜卧、不思饮食、肢倦、目不欲开。生用消痰利水，主眩晕且散腰脐间血，熟用生津进食，止汗渴而除湿热。

苍术辛温，疏泄阳明，性专开腠而发汗，去风寒湿三气。平辟时行恶气，解诸郁力宏。

白术少膏，可作丸散；苍术多膏，作煎为良。补脾用白，运脾用苍，补运相兼，并取其长。

苍术味苦而发，白术味甘而和；白术补中除湿之力大，苍术宽中发汗之功多。

茯　苓

一、经文便读

茯苓气味甘平，善除胸胁逆气，心下结痛则寒热烦而咳逆，肝气上逆则忧恚惊邪而恐悸，因之口焦舌干，惟问小便得利，若欲安魂养神，是非久服不至。

二、气味阴阳

（甲）松禀真阳之性，凌冬不凋，其气入土而结茯苓，是其质成于阴，气禀于阳也。

（乙）参天之阳回反而团结于阴，是为阳有余而下趋于阴，故其气专，专则从清阳以化浊阴，又为阳有余而不合于阴，故其气和，和则引至阴以归至阳。

（丙）茯苓味淡为天之阳，阳当上行；气薄为阳中之阴，主下降，故能先上行而后下降。

三、功能

（甲）交心肾　茯苓之用，能于阴中吸阳以归阴，又能于阳中吸阴以归阳。

（乙）化阴阳　茯苓由水土之阴交于正阳而生，其摄于阳则有气无质，其钟于阴则有质无气。

（丙）升清泄浊　茯苓甘淡，甘先入脾，淡主养胃，是其功在中土而升清阳，即以为泄浊之用。故在上焦而同益气、同驱痰，在下焦而同导水、同健脾，莫不以是为升，即升至降。而世徒以下渗概之，浅陋甚矣。

四、主治

（甲）主胸胁逆气、心下结痛、寒热烦满咳逆　升清泄浊之功。

（乙）主忧恚惊邪恐悸　治心之功。

（丙）主口干舌焦、利小便　治肾之功。

五、用法举例

（甲）补剂中用之，使脾交于肺　薯蓣丸。

（乙）风剂中用之，使阴从阳化　侯氏黑散。

（丙）中焦用之则化阳归阴　酸枣仁汤。

（丁）下焦用之则从阴引阳　肾气丸。

六、特效

（甲）在上主气，在下主血，能行水而止悸眩　茯苓能使阴随阳化，又能使阳药不至耗阴，阴药不致抑阳，其斡旋之妙，非他物能及。

（乙）化气导水止在直道之中　茯苓色白象肺，缘水土之阴吸阳而成，故其治为自上及下，直浚其源，非开导而使之泄。

七、古方示范

（甲）茯苓以气为用，其治在水。

一、气以水而逆　道水为主，下气随之。如桂苓白术甘草汤及苓桂甘草大枣汤。

二、水以气而涌　下气为主，导水为佐。如桂枝五味甘草及诸加减汤。

三、随气之阻而宣水　茯苓甘草汤。

四、随水汗而化气　五苓散。

五、水气并壅于上　宜从旁泄，勿伤无过。如茯苓杏仁甘草、茯苓戎盐汤、茯苓泽泻汤。

六、气水偕溢于外　宜从内挽，防脱其阳。如防己茯苓汤。

七、气外耗则水内迫　法宜启阳而君茯苓，如茯苓四逆汤。

八、气下阻则水中停　法宜转化气水，如桂枝茯苓丸、葵子茯苓汤。

（乙）以茯苓治消渴、虚烦。

一、肾气丸治男子消渴小便反多　用桂附蒸动下焦，直行不化之水，使茯苓从中以化之。

二、酸枣仁汤治虚烦不得眠　用知母益下焦之水，酸枣仁启而上之，使茯苓守于中以化之。

（丙）以茯苓治悸眩渴呕　茯苓之性为由脾及肺，凡悸与眩之病根在心以下者皆得而主之。

一、小半夏加茯苓汤　以茯苓行水而止悸眩。

二、苓桂术甘汤、葵子茯苓散　以茯苓治眩。

三、茯苓桂枝甘草大枣汤、茯苓甘草汤、理中丸　以茯苓治悸。

四、真武汤　以茯苓治悸眩。

五、桂苓五味去桂加姜辛半夏汤、肾气丸、栝蒌瞿麦丸治渴。

六、小半夏加茯苓汤、猪苓散、茯苓泽泻汤、五苓散、猪苓汤　治渴兼呕。

饮留于中，能渴能呕，处于旁，不渴不呕。亦有虽在直道而不在中，或在上或在下者，亦不渴不呕，观此则知茯苓之所主矣。

七、四逆散症　小便不利者加茯苓。

八、理中丸症　悸者加茯苓。

九、真武汤症　小便利者去茯苓。此症水气内自腹，外及四肢，上为呕咳不止，在直道之中，故去茯苓。

十、小柴胡症　心下悸、小便不利者，去黄芩加茯苓。

十一、小青龙症　少腹满者，去麻黄加茯苓。

（丁）用茯苓以转升为降。

一、茯苓杏仁甘草汤症　脾气上行，肺为之阻碍，其直道升降不灵。

二、半夏厚朴汤症　脾气上行，肺为之阻碍，其横络呼吸不利。

（戊）用茯苓以辟阻为通。

一、桂枝茯苓丸症　心肺下行，肝为之阻，滞气凝血隔胎之吸引，故当停反漏。

二、当归芍药散症　心肺下行，肝为之阻，流痰宿饮混养胎之阴血，故虽动不漏。

（己）无水无渴亦用茯苓，以转化阴阳。

茯苓四逆及附子汤症　二汤所主之候皆系阴壅阳微，故振其阳可愈，然又恐阴液消亡，故用茯苓以转阳枢而化阴，且加人参于阴中化津者以辅之。

八、维摩法语

长松参天之阳，合于阴而下趋团结成苓，体用自殊。其摄于阳也，则质无而气有，其钟于阴也，则质有而气无。故能于无形中炼有形，使上焦之阳能化阴，所谓滓秽去而清光来，结者自开，逆者自降；又能于有形中吸无形，使下焦之阴能引阳，所谓宇泰定而天光发，干者自泽，焦者自苏。

茯苓甘淡，治水最宜。其气专而和，故引阴阳而交心肾；其用升而降，故化清浊而养胃脾。补剂用之，使脾使交于肺，薯蓣丸用药之妙；风剂用之，使阴从阳化，侯氏散立法之奇；上焦用之，以化阳归阴，枣仁汤足法；下焦用之，以从阴引阳，肾气丸可师。

其主口干舌焦、利小便，治肾之验；而主忧恚惊邪与恐悸，治心之功。何以亦治胸胁逆气，心下结痛，寒热烦满而咳，以其升清泄浊之妙用无穷，又能调和诸药，极尽斡旋之妙。化气导水，止在直道之中，其性为由脾及肺，故悸眩之病根在心下者可主其用；能转升为降，故滞气凝血、流痰宿饮之为病者能通。

当 归

一、经文便读

当归苦温，上气咳逆，又主但热不寒之温疟，及寒热洗洗之在肤皮，妇人漏下绝子，疮疡金疮能治。如法饮之，贵在煮汁。

二、气味

味甘，次苦，次辛，又复甘。苦而有辛，为金火相合以孕水，火因金而和于水则气化，金孕水而亲于火则血生。苦而辛是肺合于心而气化，为血脉之所由始。其始终皆甘是肺合于脾而血化，为经脉之所由通。

三、体用

当归体用相挠，只能横行。凡物体者其性，气味者其用。当归体润滑，故不能升；气厚为阳，味薄为阴中之阳。阴足以挠阳，用不能达体，故只能横行。

四、功用

能使气通利而血流行，各归其所当归。

（甲）养血 肺合于心而气化，故血所不足处，即有血之生气以裕之润之，血所不足则气袭而居之，行其气而且裕之润之，则血生矣。

（乙）和血行血 肺合于脾而血化，血所乖阻处即有血之化气以和之行之，则气不为血碍矣。

五、主治

凡阳气颓于血分及冲带为病皆治之。

（甲）咳逆上气 阳气颓于上焦血分，则呼吸迫促。

（乙）温疟寒热洗洗在皮肤中 阳气颓于营卫血分，

则经络道争。

（丙）妇人漏下绝子　阳气踬于下焦血分，则血海不安。

（丁）中风、中恶、客气虚冷　皆气为血挠所致。

（戊）逆气里急^{冲脉为病}　冲脉上行，主血以时下，当归之气升体降似之。

（己）腰溶溶如坐水中^{带脉为病}　带脉横束，不升不降，当归之体用相挠只能横行似之。

六、宜忌

（甲）当归能于血分中开发阳气，故于阳气之郁于血分者最宜。

（乙）当归于胎产诸方甚宜，以胎元固血分中所钟之阳气也。

（丙）当归润滑，凡大便不固者忌之。

（丁）当归于阳留血分未与血相得能治之，已与血相得而成脓者忌用。

（戊）当归于阳气踬于血分之痛能治之，其阴气结而痛者忌用。

七、比较

川芎治风陷于血，欲血中之风上行而散者用之；当归则治风踬于血，欲血中之风旁行而散者用之。

八、用法概要

（甲）风入厥阴宜归不宜芎。厥阴性升，血分有热，虑其升为喉痹或口烂也。

（乙）风兼湿者不得用当归之润滑。

（丙）气机上冲，风难自屈者，宜归芎芍三者叠用，如奔豚汤。

（丁）大风势急，当归只可为佐，助他药以驱邪如侯氏黑散、薯蓣丸。勿泥治风先治血，必以血药为君也。

九、维摩法语

当归甘辛苦甘味甘、次苦、次辛、又复甘，金火孕水而成味甘辛甘而润，火因金而和于水则气化，金孕水而亲于火则血生。其体润滑主降，气厚味薄用宏其体降其用升，阴挠阳用不违体，体用相挠而横行。

又其苦辛甘润，相生妙用无穷。气味苦而辛，是肺合于心而气化，为血脉之所由始；其始终皆甘，是肺合于脾而血化，为经脉之所由通。肺合于心而气化，故血所不足处即有血之生气以裕以润，则气为血使；肺合于脾而血化，血所乖阻处即有血之化气以和以行，则血不气违。气通血利，归所当归，当归主治由此可知。阳踬于血必用，冲带为病能医，风兼湿者切忌，胎产诸方最宜。

19

当归横散，其力不群，开发阳郁，势比千军。大风势急难已，当归只可为佐；气郁于血而痛，当归必用为君。风入厥阴为病，只须当归横散；气冲风难自屈，芎芍当归同施。中风中恶而厥者主之恰当，阳留血分成脓者用非其时。

其性滑而行，血滞为痢在所必用；其气辛而动，欲其静者误用鲜功。佐以补药则润，佐以攻药则通。主治冲任督带为病，又理诸病夜甚来红。补女子诸不足，治诸痛皆有功。

心经本药，以其苦温；命名曰归，导血归源。甘温能和营血，辛温能散内寒。使气血各有所归，故补阴而能养肝。

地 黄

一、经文便读

地黄甘寒，绝筋折跌，填髓长肌，伤中逐血。生地作汤而除痹，兼除结聚之寒热。不老轻身，久服始得。

二、气味功能

气味甘寒，取精于土，最专且酷，其种植之地，土便焦苦，十年后方得转甜，故其功专主中焦之营气。

三、特效

专主凉血。血本天一之真阴，资中五之土气以生。脾为土藏，体柔用升，升为阳，血为阴，设其所统之阴血不足以柔其体，则其用之升者自升，驯至至阳盛而地气不足矣，故必以得地气最精专之地黄以柔和之。

四、主治

（甲）主伤中，逐血痹，除寒热积聚　凡物于阴不济阳，阳气不能化血者，用地黄则为宣剂，俾阳能化则血不痹矣。

（乙）治胞漏下血，崩中，血不止　凡病于阴不胜阳，阳迫血而阴不固者，用地黄则为摄剂，俾阴能固则血不漏矣。

五、用法举例

（甲）百合地黄汤症　其热散漫，散漫者欲其去，生捣地黄取汁一升，少煎而急饮之，缓剂急投。

（乙）大黄䗪虫丸症　其热结聚，结聚者欲其行，用地黄不及全方十之一，丸如小豆，酒服五丸，日三度，所服些微，仅欲其行，急剂缓授。

（丙）黄土汤治脾不统血，芎归胶艾汤治肝不藏血，同用地黄以去瘀生新，使诸脉得养，干枯复其润泽。

（丁）百合地黄汤　此方药和，地黄浅煮，生者锋迅，其用在宣。

防己地黄汤　此方药峻，地黄久蒸，熟者力厚，其用在补。

（戊）千金方黑膏　治热积所成之斑，肘后方拌鸡蒸汁，治寒积所成之疝，二症皆从血痹所生。

（己）用地黄以除寒热、积聚、除痹，宜汤饮，若用之主伤中、逐血痹、填骨髓、长肌肉、疗折跌绝筋，宜丸散。

六、维摩法语

地黄气味甘寒，最得土气之全，取精于土，至酝具专，其所种植之地，焦苦且远十年，故益中焦营气，功用能摄能宣。阴不济阳则血痹，用地黄逐痹宣阳而阳化，阴不胜阳则血漏，用地黄补漏摄阴而阴坚。以之除寒热积聚续伤开痹，宜作汤饮；若主伤中长肌肉填髓逐痹，则须炼圆。

百合地黄汤取其生，其用在宣；防己地黄汤取其熟，其用在补。芎归胶艾，肝不藏血者必用；黄土汤方，脾不统血者可主。生地甘寒，治血多功，不贵滋腻，惟在流通。

芍　药

一、经文便读

芍药苦平，腹痛邪气，破坚积疝瘕，除寒热血痹，益气止痛，小便能利。

二、气味阴阳

味苦酸平微寒，十月生芽，三月放花，破阴寒凝冱而出，乘阳气全盛而荣，故能破阴凝布阳和。

三、功能

芍药之功在合桂枝以破营分之结，合甘草以破肠胃之结，全附子以破下焦之结，其馀合利水药则利水，合通瘀药则通瘀。其体阴，既破而又有容纳之善，其用阳，则能布而无燥烈之虞。虽必合他药始能成其功，实有非他药所能兼者。世人之徒知其能收，而不知其收实破而不泄之功也。

四、宜忌

其味酸，酸则能破能收，故凡阴结既开，不欲其大降泄者宜之。又其味苦，苦者能降不能开，故凡阴冱之结于上，非开无以致其力者忌之。

五、用法概略

（甲）用芍以治黄　黄为水谷之精郁于中见于外，有虚实二症，实者小便不利为黄，是水谷之气皆不化，乃阴阳互结，不得用芍，虚者小便自利为黄，是水化而谷不化，乃阴结而阳不布，此则必用芍以入脾开结。

（乙）用芍以治虚劳　治虚劳衄而失精，四肢酸疼，咽干口燥。此症由阴结，阳不得入，故浮游四射，用芍以开结，则阳得入，浮火归元矣。

（丙）用芍以治腹痛　腹中满痛可用，心下满痛则否，结于上者多属阳，结于下者多属阴，芍药能开阴结，故止治腹中之满痛也。且其治在痛不在满，亦以满为阳，痛为阴耳。

（丁）用芍以治血　芍药能治血之定，不能治血之动，能治血中气结，不能治血结，气主煦之，血主濡之，是以芍药所主之血症，多拘急腹痛也。

（戊）用芍以开结　芍药外能开营分之结，不能解筋骨间结，内能开下焦肝脾肾之结，不能开上焦心肺之结，芍药之色与气，与血中之气相宜，不与水谷之气为伍，则能治血分之阴气结，不能治雾露水谷之阴气结也。

六、古方示范

（一）桂枝汤　以芍药破阴结而治风。

（二）小建中汤　以芍药治腹痛，又治发黄。

（三）当归芍药散　以芍治腹痛。

（四）真武汤　以下利去芍，因利而水气行、腹痛止，故去芍。

（五）甘遂半夏汤　以下利用芍，以心下续坚满，必用芍以开结行水。

（六）芍药甘草附子汤　芍药甘草得桂枝汤之半，治太阳未尽之风邪；附子芍药得真武汤之半，抑少阳方兴之水气。

（七）大柴胡、抵当乌头桂枝等汤　以芍药治腹满痛。

（八）小柴胡、通脉四逆、防己黄芪等汤　皆以腹痛加芍。

（九）真武汤治水，附子汤治寒，同用芍药开通凝结若阴不开，阳不入，则苓术附子，反足以助泄越而亡阳。

（十）四逆、吴茱萸等症，为阳不交阴，阴遂寒冱，法当引阳就阴，故不用芍。附子真武等症，为阴不交阳，阳遂旁出，法当破阴布阳，必用芍药。

七、维摩法语

芍药微寒而平，其味酸而苦多，十月生芽三月花，能破阴凝布阳和。

芍药破结，功效特殊。其体阴，则既破而又有容纳之善，其用阳，则能布而无燥烈之虞。虽必合他药始能成功，实有非他药所能兼图。用以破营分之结，合桂枝则其力饶；合甘草入肠胃，合附子理下焦，合利水药则水利，合通瘀药则瘀消。惟其味苦善降，阴沍之结于上者忌用，酸则能收能破，阴开不欲其大泄者最宜。

以芍治黄，虚实当知。实者小便不利，乃水谷均不能化，芍药不治阴阳之互结；虚则小便自利，惟水化而谷不化，必用芍开结以入脾。

芍于土中泻木，敛津液而护营血，泻肝即是补脾，收阴气而泻邪热。同补药则补，同泻药则泻，下利切忌，滞下最宜。盖下利土德有惭，岂堪更破；滞下当决其壅，泻肝安脾。

芍药苦降善破，何以又治虚劳，阴结阳不得入，浮火四射煎熬，肢痛咽干口燥，衄而失精哀号，以芍开其阴结，浮火归元功高。

以芍止痛，治在腹中，心下满痛，芍则无功。芍主血证拘急腹痛，治血之定，非血之动。血中气结能破，若为血结不用。

芍开营分之结，筋骨之结非宜。下焦三阴之结必用，上焦心肺之结勿施。

真武汤治水，附子汤治寒，同用芍药通其屈盘，盖阴不开则阳不入，术附助阳，阳反不安。

四逆、吴萸等症，是为阳不交阴，引阳就阴，芍不堪任；附子、真武等症，则为阴不交阳，布阳破阴，芍之专长。

芎 劳

一、经文便读

川芎味辛，禀春温气。主中风入脑之头痛，拘挛缓急而寒痹，又主金疮、妇人血闭。

二、气味阴阳

川芎辛温，其为物遇盛阳则升发，感阴收即退藏，故能达阳于阴中，即能贯阴于阳中。

三、功能

专入肝藏，升血中之阳仅能提发阳气之陷于血分，不能统主一身之气血不相维护。

四、主治

肝为阴中之阳，主升发阳气，阳陷不行则有下列诸病。

（甲）主寒痹及筋挛缓急。

（乙）主诸寒冷心腹坚痛，中恶卒急肿痛。

（丙）主中风人脑头痛。

上列各症皆因阳气不能运行所致，无非涉肝之病。

五、用法概略

（甲）肝阳不行，经水断绝，宜用川芎，以行肝气而消积冷。

（乙）厥阴伤寒，忌用川芎。厥阴伤寒，为阳逆血分，非阳陷血分，在上之阳未尝不足，故忌川芎之升发。

（丙）三阴之邪，止宜温托，忌用川芎。病邪能深入阴分，以下焦根柢不足而阳浮于外也，川芎升发必摇其本。

（丁）凡头面诸疾，因气不至血亦不至，为客邪所乘者，均宜川芎以升阳逐邪。

（戊）凡病宜益阴配阳，但阴被阳隔，为益阴药所不能及者，宜川芎以达隔阴之阳。

（己）胎病血壅心痛，最宜川芎，以其能上通下达，行血而除痛也。

六、比较

当归能横散，芍药破阴结，川芎升肝阳，均能去血中之病。

七、古方示范

（甲）酸枣仁汤　用川芎以达隔阴之阳，而后知母可与离中之一阴相浃，以解虚烦。

（乙）白术散　心下毒痛倍加川芎者，盖人身能行血中之阳者为肝，血病则肝先受殃，肝病遂次及心脾，川芎行血达肝，故倍用之。

（丙）白术散、当归散、当归芍药散　皆有取于白术、川芎以治肝脾，盖谷旺气升，血遂不壅而病解矣。

八、维摩法语

芎劳为物，温而辛芳，遇盛阳则升发，感阴收即退藏，故能达阳于阴，又能贯阴于阳。肝主升发阳气，阳陷病变多端，芎劳升阳举陷，逐邪达肝效彰。味辛气温，上下通行，血海能入，头目亦清。和血气，阴阳可通，助清阳，上湿皆平。

其治风寒各症，皆因阳陷不支。中风入脑头痛，筋挛缓急痹肌，中恶卒急肿痛，心腹坚痛咸宜。肝阳不行，经水断绝者，非此不治；胎病血壅，心痛欲死者，惟此能医。

三阴之邪深入血分者，下焦根柢不足，用芎劳则摇其火本；厥阴伤寒阳逆血分者，非在上之阳不足，用劳则喉痹口糜。枣仁汤用之以达隔阴之阳，白术散用之以治肝病累脾。血中气药，专入肝经，血虚头痛圣药，搜

风升散尤灵。火壅头痛切忌，目疾多泪必须。补肝虚而
润肝燥，面上游风可驱。合细辛煎治金疮作痛，同艾叶
服验胎孕有无。

一切头痛必用，然非引使不济，太阳羌活阳明芷，
少柴太阴苍术的，厥阴吴茱萸，少辛切须记。血痢已通
痛不止，阴亏气郁芎能已。感冒遍身痛，用之骨节利。
然须中病即止，过剂走散真气。

抚芎专主开郁，以其性能升气，他无所用，与川
芎异。

黄 芪

一、经文便读

黄芪甘温，败疮痈疽，既可排脓而止痛，并五痔鼠
瘘而能医。又主大风与癞疾，小儿百病兼补虚。

二、气味功能

味苦，气微温，其根中央黄，次层白，外层褐，故
直入中土而行三焦，内补中气，中行营气，下行卫气浚
三焦之根，利营卫之气。

三、主治

（甲）补虚　补丈夫虚损五劳羸瘦，内补中气之功。

30

（乙）主痈疽久败疮，排脓止痛，大风癞疾，逐五藏恶血。此乃中行营气之功。

（丙）主五痔鼠瘘，妇人子藏风，邪气腹痛泄利，下行卫气之功。

四、特效

（甲）升阳达表　内伤上焦阳气下陷为虚热者，非芪不治。

（乙）利阴气　升阳举陷，使阳得正其位于上，斯阴能顺其化于下阴之降实本于脾胃之阳升。

（丙）专通营卫　凡病营卫不通，上下两截者，惟黄芪能使不滞于一偏。

五、用法概略

（甲）凡营卫不和而汗出者，可用黄芪　芪能行营卫中气，使营卫和，邪无以干，则汗自止。

（乙）凡杂病卫阳盛，蒸逼营阴，阴气泄为汗者，可用黄芪。

黄芪亦升亦降，能使营阴充不受蒸逼，又能使卫不逼营。

（丙）黄芪可用以厚表气　如防己黄芪汤使邪从汗解。

（丁）黄芪可用以利阴气　如防己茯苓汤使邪从小

便出。

（戊）凡伤寒阴气逼阳外泄而为汗者，宜附子以振其阳，忌用黄芪　黄芪补气之阴，附子补气之阳。

（己）凡里虚病邪在表，可发之使近从表出者，宜黄芪。

六、比较

桂枝能通营卫之流，逐营卫之邪，黄芪则能浚营卫之源，益营卫之气，其止汗发汗乃其和营卫之效，非芪能止汗发汗也。

七、古方示范

（甲）用黄芪以治内虚外寒之症　防己茯苓汤症乃水气在皮肤中，桂枝加黄芪汤症为如有物在皮中之状，二症皆内虚外实，故均用黄芪。

（乙）用黄芪专通营卫　乌头汤以治历节，桂枝加黄芪汤以治黄汗，二症病皆在下，其汗出并在上体，黄芪通营卫，能使不滞于一偏。

（丙）以黄芪厚表气与利阴气　防己黄芪汤为中焦之剂，此因病本向外，则乘势壮脾胃之气，使水湿从标而解，是以黄芪厚表气，故分数甲于一方。

防己茯苓汤为下焦之剂，此因病不向外，则通其水道从本而解，是以黄芪利阴气，故分数退居茯苓下，与桂枝并。

（丁）用黄芪固外和阴　芪附汤症为阳盛迫阴为汗其用黄芪非仅以固外，实恃以和阴，以此症乃阳先越而阴继之也。

八、维摩法语

黄芪甘温微辛，性善走表助阳，治大风癞疾，主痈疽败疮，五痔举其陷下，鼠瘘散其郁藏。太阴少阳圣药，疮疡儿科仙方。中黄次白次褐，气味甘而微温，故益营卫之气，且浚三焦之源。举陷升阳，故利阴气，专和营卫，滋其本根。

性专升气而达表，故表实者误用取祸；能壮脾胃而补虚，然里虚者少用相应恐升气于表而里愈虚也。其止血崩血淋，以气固而血自止；其除带浊泄痢，以气足而陷自升。内虚外实，水气在皮肤可治；上下两截，汗滞于一偏能通。亦升亦降，流行诸气之效；止汗发汗，和调营卫之功。

得参甘能除大热_{甘温除大热}，得防风其力更超。补虚实卫同肉桂，通行内外理三焦。气实误用，必致喘急胀满，甚则关格。血虚过用，则致吐衄咳嗽，或且痰潮。

桂

一、经文便读

肉桂辛温，主治百病，养精神而和颜色，为诸药通使之先聘 桂枝辛温，上气咳逆，结气喉痹，兼治吐吸，且利关节，补中益气。

二、功用

（甲）肉桂 气厚发热，下行补肾，能消阴翳，而发阳光。

气之厚者亲下，即走里而入阴分，凡在里之阴滞而阳不足者皆治之。

（乙）桂枝 气薄发泄，上行发表，能达阳壅，而行阴化。

气之薄者亲上，即走表而入阳分，凡在表之阳壅而阴不和者皆治之。

三、宜忌

（甲）呕家忌用桂枝 甘令人满。

（乙）瘀血之涉于虚者忌用桂枝 如大黄䗪虫丸、下瘀血汤皆不用桂枝。

（丙）水为寒结而不化者宜桂枝以化水，水由热阻或湿阻者则忌之。

（丁）血虽行而结自若者<small>血盛乃能结，血盛乃能既结而仍</small>行宜桂枝以攻之。

四、制方大法

（甲）以桂和营　桂枝汤及诸加减法。

（乙）以桂通阳　桂枝引介属以潜阳。凡有风寒，治不得法，则为悸为烦，为叉手冒心，为卧起不安，宜桂枝引其归路，而率介属以潜之。

（丙）以桂利水　五苓散、茯苓桂枝甘草大枣汤<small>桂枝能于阴中宣阳，故以利水。</small>

（丁）以桂下气行瘀　桃仁承气汤、桂枝生姜枳实汤等、鳖甲煎丸、温经汤、土瓜根散<small>桂枝入血散结，气分之结散则当降者自降，血分之结散则当行者自行。</small>

（戊）以桂补中　小建中、黄芪建中等。土为木困，因气弱而血滞，因血滞而气愈弱者，必以桂通血而气始调，气既调而渐能旺。

五、维摩法语

桂甘辛热，阳中之阳。补脾生血是其特效，益火消阴又其专长。何以平肝，桂为木王。

桂治百病，体用当明，其体色赤，条理纵横，色赤属心，故利关节<small>桂助君火之气出入游行于骨节，纵横通络，温经和营，调和腠理，其用自如。</small>除烦止渴，逆气能疏，缘其气味，俱厚有余，辛以散结，甘可补虚。

桂枝气薄发泄，故发表而上达，肉桂气厚发热即壮阳之意，故补肾而下行。气厚走里入阴，气薄走表入阳，故在表之阳壅而阴不和者，桂枝能达阳壅而行阴化，其在里之阴滞而阳不足者，肉桂则消阴翳而发阳光。

辛温香烈，补虚逐邪，虽以气胜，功在血家，以其暖气中之阳，气得暖而血华。

肺肾不交而咳，桂启生阳上朝。结气而为喉痹，桂能通利三焦。吐吸不能归根，引气下行功超。何以又利关节，以其助君火出入游行而骨节自调。

脾家虚寒不食，肝热乘之而成，凉肝而脾愈虚，暖脾而肝益横，温平倍加肉桂，杀肝脾得以平。

胎息虚寒下堕，桂附并佐参芪。若欲下降虚火，参附萸地同施。至引浮火下归，兼用苦寒贝宜连桂并用，能交心肾于顷刻。

呕家桂枝忌用，瘀血涉虚勿尝。水为寒气所结，宜桂枝以化水；水由热阻血阻，均非桂枝所长。惟血行而结自若，用桂枝攻瘀则良。

桂枝何以利水，能于阴中宣阳。良以水气不行，由于火用不张：饮入于胃而不升，乃心家之火用不宣；水在于肺而不降，其治在三焦膀胱宜宣三焦膀胱之火。

桂能行瘀下气，以其散结入营味辛散结，色赤入营，盖气分之结散，当降者自降，血分之结散，当行者自行。

桂枝何以补中，病由肝木乘脾土为木困则中气虚馁；气弱血滞，惟桂能医，气因血滞而愈弱，桂通血脉而气持。

附 子

一、经文便读

（甲）附子 附子辛温，大热有毒，主风寒咳逆邪气，破癥坚血瘕积聚，又主寒湿痿蹷，拘挛膝痛，脚疼不能行走。

（乙）乌头 乌头气味辛温大毒，中风恶风洗洗汗出，主寒热与咳逆上气，破积聚而寒湿痹除。

（丙）天雄 天雄大毒，气味辛温，主治大风、寒湿痹疼，历节痛而拘挛缓急，强筋而轻身健行，破积聚邪气，金疮得暖而生。

二、种别

初种之母为乌头，种而独生无附、长三四寸者为天雄，附乌头旁生者为附子。

三、性别功能

（甲）乌头主发散 老阴生育已竟，其中空，以气

37

为用。

（乙）天雄主敛藏　孤阳不能生育，其中实，以精为用。

（丙）附子含阴包阳，味辛烈而气雄健，又偏以气为用，故能引火下归。

四、主治

（甲）乌头以气为用主发散，故治中风恶风洗洗出汗，咳逆上气。

（乙）天雄以精为用主敛藏，故治历节痛，拘挛缓急，筋骨不强，身重不能步行。

（丙）附子上则主风寒咳逆上气，中则主癥坚积聚血瘕，下则主寒湿踒躄，拘挛膝痛。以其兼备阴阳二气，故能兼擅乌雄之长。

五、特效

（甲）善消阴翳阴翳者，阳不足，阴不能运化也　有真阳虚，外来之寒邪以同气相感而病者，如三阴伤寒、中寒、寒疝等，有真阳虚本身之阴气不能合化而病者，如脾虚肿胀、藏寒脾泄之类，同为阳虚阴壅，均宜附子以消阴。

（乙）补虚壮阳附子能补其阳　阳之虚而上浮者，附子能于极上收之，如肾厥头痛之类。阳之虚而筋节缓、机关弛者，附子能于筋节机关强之坚之，如腰脚冷弱之类。

（丙）固血散风　虚寒下血者以附子固血，如黄土汤。阳淫化风者以附子散风。盖血囊于气聚，气守而血自止；风淫于阳浮，阳归而风自散。

（丁）治水治满　水寒相搏为恟，是中寒非外寒也，去中寒而水无与搏矣。浊气上则胀，是阴逆非气盛也，阳见睍则阴消矣。

（戊）治风寒利关节　阳气不荣，风寒侵侮，阳振而风寒自退；筋得寒则挛，得热则弛，筋弛而关节自舒。

六、用法举例

（甲）参附　参理阳中之阴，附入阴中之阳。附子如用于水虚火炽者，固祸不旋踵，即用于水不足而火不生者，亦为倒行逆施。盖化源不滋，漫曰使阴生于阳，是混于阳中之阴之人参而论，其为愦愦甚矣。

（乙）姜附　姜附辛温相同，而真武汤若呕者去附子加生姜何也？盖呕病必胃中有火惟火能激水使上行，宜散不宜行，是以去附用姜。

（丙）汗下之后　过汗之咎是以阳引阳，阳亡而阴继之以逆；误下之咎是以阴伤阳，阳伤而阴复迫阳。阳亡者表终未尽，故用附子多兼用表药；阳伤者邪尽入里，故专用附子等以温中大抵汗下后用附子症，其机在于恶寒，否则无表症而烦燥；未经汗下用附子症，其机在于脉沉微。

（丁）渴证　凡因阳衰不能化阴而口渴者，可用附子凡水下流而火逆冲者，正赖附子之性温下趋，使水得温而上，火得温而归，则渴解矣。

（戊）便血症　气寒血热则脾陷而便血，故黄土汤用附子、白术、甘草、黄土除气分之寒，芩、地、阿胶疗血分之热。

七、比较

（甲）凡阳不足不能化阴，阴不足不能化阳者，宜肾气丸；若里寒法宜温中者，则宜附子粳米汤。

（乙）附子粳米汤之附子走而不守，故必用枣、米以和之，并以半夏之能升能降可滑可燥者主持于中。

理中汤之干姜守而不走，故可加参术以补之。

八、维摩法语

附子辛热暖血，独以质胜扶阳，血中之阳得补，益气至大至刚。治在血而效见于气，阴阳水火互藏肉桂暖气中之阳而效见于血，与附子相对。又能通行诸经，温中且补命门，驱除沉寒，引火归元。

阳虚阴壅为病，治宜消阴助阳。肿胀藏寒脾泄，本身阴气为殃，三阴伤寒寒疝，外来寒气披猖，二症均宜附子，益火普照离光。

肾厥头痛如破，由于虚阳上浮，附子温下引阳，浮散极上能收。筋节机关弛缓，腰脚冷弱堪忧，附能强之坚之，补虚壮阳力优。

附子大辛大热，何反固血散风辛热助阳消阴，以血藏由于气聚，气守而血自止，风淫由阳外泄，阳归而风亦穷。

馮因水寒相搏，胀缘浊阴上行，附能散寒消阴，一知二已效宏。

阳气不荣，风寒斯侵，附子振阳，邪自消沉。

关节因寒不利，筋挛惟阳能舒，附子暖血，主治自如。参理阳中之阴，附入阴中之阳，阴阳水火，互根互藏，水虚火弱用附，是谓非愚即狂。

胃中有火而呕，于法散之为良，真武垂训，去附用姜。口渴用附子，阳衰阴不升，火非水不能蛰藏，水非火不能蒸腾，附子性温下趋，火下归而水上应，燥渴立解，此法堪称。

附子之用，贵当其时，汗下之后而仍恶寒或无表症而烦燥，附子可用，未经汗下脉沉而微，附亦可施。

便血亦用附子，湿中有热有寒，分解寒热妙法，黄土汤方可观。

姜

一、经文便读

（甲）干姜气味，辛温不烈，主治胸满咳逆上气，温中止血。

若欲出汗逐风湿痹，当知生者尤良，且治辟下利。

（乙）生姜气味，辛而微温，久服去臭气，可以通神明。

二、气味功能

姜性温、色黄、味辛，是为火土相生，土金相生具火性于土中，宣土用于金内，味厚则泄，薄则通，气薄则发泄，厚则发热。惟其发且通，斯能走非发何以能出汗，非通何以能逐风湿痹，惟其泄且热，斯能守非泄何以能除胸满咳逆上气，非热何以温中止血。

三、比较

（甲）干姜受气足得秋气多，功兼收敛，足则上达肺下通大肠，外及皮毛中镇沸逆，通行经络。走中有守，守中有走，土中之火不及者宜之，太过者忌用。

（乙）生姜受气微得夏气多，功主横散，微则仅由中及上，故止散外感、止呕逆。在上可以止逆，在下可以挽溜，在中又可以定倾颓，行津液。

四、特效

为土与金同病之要药。土者脾也、胃也，以厚德载物，敷布一身；金者肺也、大肠也，以节宣诸气，泌清泄浊。假使中宫清气阻遏而不至肺，则气壅于上，胸满咳逆上气之病生；浊气扞格而不至大肠，则气滞于下，肠澼下利之患作矣。此由中土无火，使土用乖而金不效其节宣之职，火不生土，土遂不生金。

五、用法概略

（甲）干姜　生者味辛而通，热而犹散，尽金之性，全火之用，所谓金之气畅，火用乃畅也。炮者味苦而降，热而善守，存火之体，全金之性，所谓火之体守，金气乃存也。

（乙）炮姜　能生血，又能止血。心中之水，必得肾中之火其血乃成，姜而炮，用意在敛金之性，归火之用，使火中之水，藉母气而生化，此炮姜之生血也。火从水化，使浮阳不僭，以炮姜之守中者入凉血剂中，使寒不凝，血乃得和，此炮姜之止血也。

（丙）姜炮黑以治中气虚化热伤血，如唾血利血之类，若不炮黑则治血分虚寒而无热，如产后血虚发热之类。

（丁）用姜大法，分次于下：

一、干姜治在中之水饮，不治在上之痰。

二、用干姜之分数，愈下则愈少，愈上则愈多。

三、以干姜温中，若击乌合则宜锐不宜多，如与附子同用；若讨积滑则宜围不宜攻。

四、温中而兼及下焦，必协附子。有姜无附，难收斩将搴旗之功；有附无姜，难取坚壁不动之效。

五、理中用干姜，以制内外出入之令。补虚即其制出之威，驱寒即其制入之权。

六、止血必用炮姜，以血得寒则凝，遇热则散也。

七、姜枣同用，能治汗后虚邪势将入里_{凡汗后表邪里邪未解者，多不忌姜}。

八、干姜治呕，为兼及他症而用，生姜则专治呕。

九、干姜可代生姜，生姜不可代干姜。以调可常也，守可常也，散不可常也，走不可常也。

十、呕者多用生姜，间亦用干姜；咳则必用干姜，竟不得用生姜。盖咳为肺病，肺主敛不主散也。

六、古方示范

（甲）大建中汤_{药协蜀椒}、甘干苓术汤_{症原腰冷}，主温中而不尽在温中，理中汤则专主温中。

（乙）理中汤变化诸方：

一、得理中之半，恃干姜为却寒散满之长城者，则有下列诸方：

桂枝人参汤、薯蓣丸、干姜人参半夏丸、旋覆花代赭石汤。

二、为理中之化方者，则有半夏生姜甘草三泻心汤、黄连汤、干姜芩连人参汤。

（丙）生姜半夏汤症　此为寒邪挟饮逼迫气分，气分心肺为主，其病在上，饮为有形，故绞取有形之汁，少煎而使其锐。

（丁）当归生姜羊肉汤症　此为寒邪乘虚逼迫血分，血分肝脾为主，其病在下，虚乃无形，故连质全煎，多煮而欲其缓。

（戊）厚朴生姜甘草半夏人参汤症　此因汗后腹胀满，乃脾家之津液不宣，用生姜令继参甘之益气，厚朴之下气，就其横以运津液而尽余邪。

（已）当归四逆加吴萸生姜汤症　此因手足厥寒，脉细欲绝，内有久寒，是肝家阴邪欲逆肝者体阴用阳，故虽内有久寒至脉细肢冷，仍不能无消渴与心中疼热，故以吴萸降在上之热以就下，生姜散在下之寒而使之横达。

（庚）吴茱萸汤症　此症阳在上而阴在下，故以吴萸导阳下达，参、枣抚定其阴，生姜使阴邪横散，不与阳为敌。重用姜，以散自肝上引之阴邪。

（辛）桂枝黄芪五物汤症　此为阴外裹而在内之阳不振，故重用生姜，以逐在外之阴邪束缚，使肾阳得以外布。

七、维摩法语

生姜辛温散逆，最有利于呕家，开表辟恶，尤善逐邪。煨姜降而不升，止腹痛泄利，且扶脾而解郁。姜汁能走经络，以荆竹沥开痰下气，而必加大枣助之，而营卫可调，蜂蜜润之，治热咳可夸。诸中卒暴，非姜汁童便莫治，肢肿痞胀，惟皮之功可嘉，目疾痔疮不可食，妊妇痛疽投即差。

干姜能散能守，是为旋转中央，和血通气以运四旁，大能驱寒逐湿，峻烈服食仍良。

肺寒失降，满咳以生，服姜即已，辛散温行。

阳虚阴走，失血有因，温以暖之，去瘀生新。姜能止血人多忽，脾络虚寒血溢频。

炮姜何以能止血，火从水化则无过，凉血剂中姜为佐，寒不凝滞血乃和。

肠寒下痢腥秽，温肺肠即以清，辛散逐风湿痹，生者功用更宏，干治脾肺生治胃，产后虚热炮制行_{微炮不令黑}。

土金同病要药，以其味辛色黄，性温土中有火，相生妙用宜详：于金内宣其土用，于土中蕴其阳光。以厚德载物敷布一身者曰脾曰胃，以节宣诸气泌清泄浊者曰肺曰肠，脾胃属土，肺肠金若，无火用气斯伤，下格则肠澼多滞，上壅则逆满不藏，姜令火土金相生，升清降浊妙无方。

寒咳用干姜以温肺，以肺主敛而不主散；治呕用生姜以温胃，以气宜降而不宜升。用干姜以制内外出入之令，理中妙法；协附子以收斩将搴旗之功，中下相应温中而兼及下。治汗后虚邪势将入里，法宜姜枣同用；主中焦水饮泛滥为患，干姜独擅其能。

细 辛

一、经文便读

细辛辛温，咳逆上气，头痛脑动，风湿痛痹，百节拘挛，死肌可治，久服则明目轻身，九窍亦利。

二、气味形色

其味极辛色紫，紫者赤黑相兼也，赤为心色，黑为肾色，心肾皆属少阴，少阴者水火相依，细辛体虽细、味极烈似之，故为少阴要剂。

三、功能

凡风气寒气依于精血津液、便溺涕唾以为患者，并能曳而出之，使相离而不相附。此物虽为里药，又能大发汗。

四、宜忌

（甲）风寒零乱细碎倚着于津液者宜之，风寒将化者忌用。

（乙）细辛惟与后阴诸疾相宜，前阴病则绝无用之者。以细辛虽善治着水之寒，惟着于小者能治之，若前阴为汪洋大水之出路，非细辛所能与矣。

（丙）风寒遍被一身及与营卫相搏者忌用。

五、主治

（甲）咳逆上气　此为风寒依于胸中之饮。

（乙）头痛脑动　此风寒依于脑中之髓。

（丙）百节拘挛　此为风寒依于骨节屈伸泄泽之液。

（丁）风湿痹痛死肌　此风寒依于肌肉中之津。

六、相须

细辛治咳，必与干姜五味子为耦。细辛能提出依附津液之风寒，不能使津液复其常，且不能使津液中气不随提泄以出。

七、用法

细辛惟用以治寒，乃为恰合，如咳逆上气而渴其寒已化，百节拘挛不恶寒，风湿痹痛下无陈寒，头痛脑不动脑动为寒与在上之阳战而阳欲负，均不得用细辛。

八、古方示范

（甲）当归四逆汤以细辛助桂枝；麻附细辛汤以细辛助麻黄；桂甘麻附细辛汤重用细辛，入肾提散依附津液之邪，使阴阳相得；乌梅丸以细辛提出余寒。

（乙）细辛乃治下之剂，能直上直下，不能撤内撤外。例如：

防己黄芪汤症在上在外者多，若下有陈寒则加细辛；当归四逆汤症，病原在内在下，内有久寒则加姜萸。此症若但恃细辛不加姜萸，则治法有下无中，不能保阳已布而寒仍不达。

九、比较

干姜止能熯饮，不能去附饮之邪，细辛则能行水，且能提出附饮之邪。

十、维摩法语

细辛少阴要药，以其色紫极辛，紫色赤黑相兼，少阴水火外陈，体细味烈，取象更真。

辛温能散，利窍逐邪，善搜厥阴，宣通肾家。辛甚能散，故逐阴分之阳，亦入阳分，治诸阳头痛堪夸。

香药皆散，驱邪逐风，细辛气盛味烈，疏散之力更雄，诸风皆散，水气亦行，盖水停心下则肾燥，辛润燥则水气自清。

风寒细碎零乱依于阴液为殃，细辛深入提曳且使气液复常。直上直下乃其特效，撒内撒外非其所长。善治着水之寒，非寒忌用宜详。为百节拘挛、风湿死肌要药，治咳逆上气、头痛脑动尤良。当归四逆汤以之助桂枝，麻附细辛汤则以佐麻黄，其用于乌梅丸中，意在提出余寒，他如桂甘麻附细辛汤，则重用此味，以散邪而和阴阳。

五味子

一、经文便读

五味无毒，气味酸温，主治咳逆，益气强阴，劳伤羸瘦，益男子精。

二、经旨

此物五味咸具，之中酸为胜，苦次之。而生苗于春，开花于春夏之交，结实于秋，是发于木，盛于火，成于金。气告成于金，酸味乃胜，是肺媾于肝也。肺媾于肝，肝因媾肺而至脾，脾乃合肺以归肾，是具足三阴之气，收之以降，阴亦随之矣。气依味至肾，肾非纳气者欤。此本经主治所以首益气，即继以咳逆上气也。

三、主治

（甲）益气、咳逆上气　五味子能收诸气入肾，故治之。

（乙）劳伤精不足、强阴益精　诸气入肾则为精，故气盛则精盈，《经》云：气归精，精化为气。又精食气，气生形。

四、特效

治阳邪伤阴，其功效如神　五味专收阳中之阴气，余则皆非所宜。

五、用法概要

（甲）伤寒咳症，总宜五味、干姜　伤寒为阳病，伤阳中之阴气为最易。

（乙）杂症之咳，惟脉浮不渴者，可用五味　杂症或起于阳，或发于阴，五味子之用，须审脉浮，断断不容孟浪，如伤寒之统以姜味治咳也。

（丙）以五味子治咳，寒热均得用之　热者阳邪，伤乎阴，法宜清其阳邪而收阴，寒者阴邪，伤乎阳，法宜散其阴邪以畅阳，仍当寓收阴之义于其间，故均得用五味子。惟阳邪方炽而遽收则锢邪，阴邪已去，阳气因解散而虚，则当寓收阴于益阳之中，使阳有所依，故五味之用，贵当其时，不在寒热之辨。

（丁）以五味子治咳逆上气，惟咳逆上气之当益气者为宜实中有虚者可用，无虚者不可用。

（戊）以五味子治劳伤羸瘦，惟劳伤羸瘦之当补不足者为宜纯虚者可用，虚中有实者不可用。

（己）咳逆上气而不渴，方可用五味者，以咳逆在上，当防其有邪有火也。消渴可用五味者，以在下之火，正欲其引上焦阳中之阴以相济也。

（庚）欲于泻阴中收阴之用五味子，惧其倾尽底里，邪尽而元气亦随之也；以治气法治血之用五味子，恐气耗而血益无所依也；恐收气者耗气之用五味子，欲其复出于所当行之路也。

六、相须

五味治咳，多连于干姜。以干姜温脾肺，是治咳之来路，盖脾不升则肺即不降也，五味子能使肺气下归于肾，是开咳之去路也。

七、古方示范

（甲）千金以姜、夏、麻、辛、苏子、五味治咳逆上气者，恐诸温散之品不仅散阳中之邪，驱阳中之饮，并伤阳中之阴，故用五味子以保之。

（乙）千金以姜、橘、紫苏、五味治上气不得卧，是为散中有敛。

（丙）千金人参汤之用五味子，恐诸品之中补不胜泄，凉不胜温，故用五味于中，使泄不伤正，温不劫津，则补自得力。

此方有参、芪、枣、草以益气，当归、白芍以和血，并佐姜、桂、半夏以温之，麦冬以凉之，茯苓以利之，枳实以下之。

八、维摩法语

五味何以补肾，酸敛至极而藏，酸温以助肝木，生气发自东方，益气具升降开合之妙，故主羸瘦劳伤，佐干姜以助其温，气味相得益彰。

五味具三阴之气，气依味而入坎宫，益精气而补不足，主劳伤咳逆多功，劳伤虚中有实者切忌，惟纯虚者为宜，咳逆实中有虚可用，若无虚症勿施。专收阳中之阴气，阳邪伤阴恰治之。

五味治杂症之咳，须审不渴而脉浮，伤寒阳病伤阴气，故治咳姜味同收。姜温脾肺以顺升降，则咳之来路可断，味敛肺气下归于肾，则咳之去路有由。

五味治咳，贵当其时，或寒或热，均得用之。盖热为阳邪伤阴，固当收阴气于清解之后，寒为阴邪伤阳，仍当寓收阴于益阳为宜，惟其于泻阴中收阴则邪去而元气不随。咳逆不渴，方用五味，防其有邪兼有火；消渴有热，可用五味，欲其引阴以相资。

吴茱萸

一、经文便读

吴茱萸辛，气温小毒，温中下气，而痛并血痹，湿气而能除，兼主咳逆寒热，开腠理而风邪可逐。

二、物理

此物开花于暮春，结实于季秋，是其质禀于木火，用宣于燥金，以其花后经过湿热气交之候，故能治阴阳湿热交阻难分难解之脾家壅滞为病。

三、气味功能

味辛气温，其辛中有苦，且以苦始又以苦终，惟其苦转为辛，而知其能升阴，辛归于苦而知其能降阳。

四、主治

其所主下气止痛乃至逐风开腠等症，概由温中之功。

五、特效

（甲）凡以阴壅阳为患，其所壅之处又皆在中宫者，非吴茱萸不治 干呕、吐涎沫、头痛、食谷欲呕为阴壅阳于上，不得下达；其吐利、手足逆冷、烦燥欲死、手足厥寒、脉细欲绝，乃阴壅阳于中，不得上下，并不得外达也。

（乙）外则上至巅顶下彻四肢，内则上能治呕下能治痢，其功略同附子。

六、比较

附子之用以气，故能不假系属，于无阳处生阳，吴萸之用以味，故仅能拨开阴霾，使阳自升阴自戢耳。

七、入脏

为肝脾之要药。土壅则木不伸而为病，土气疏通则木伸而病已，吴萸疏通气血，其施力之所在脾，所愈者实为肝病，故谓之为脾药可，谓之为肝经亦可。

八、维摩法语

吴萸气味辛温，辛中有苦宜详，以其苦转为辛，故能升阴，又其辛归于苦，故能降阳。开花于春，结实于秋，质系于木火，用宜于金收，湿热壅滞能解，温中下气相由。

至其主治，除湿逐风，咳逆寒热，血痹能通，且能止痛，温中之功。

凡病以阴壅阳，其壅又在中宫，此惟吴萸能治，上下内外能通，其功略同附子，拨阴阳即交驰，内则上能治呕下能治痢，外则上至颠顶下彻四肢。惟附子之用以气，故能不假系属，于无阳处生阳，吴萸之用以味，仅能拨开阴霾，使阳升而阴随。

肝脾要药，土木能调，善疏脾壅，湿热以消。盖土壅则木郁而为病，疏土则木伸而气条。

热药多闭，此独善泄，以治火逆兼苦寒如左金丸，以其虽降而性热。

苦辛温燥，降多升少，引热下行，亦能发表。

气辛故好上，味厚又善降，故主浊阴上逆，胸膈满胀。

山茱萸

一、经文便读

山萸酸温，温中无毒，主治心下邪气，寒湿之痹可逐，祛寒热而去三虫，强阴益精可久服。

二、物理

此物结实于春，而备用夏秋冬之气，不吐不茹，能常保其酸温之气味，常布其煦育之清标，在阴则能使阴谐而阳不僭，在阳则能使阳秘而阴不耗。

三、特效

居中逐邪　酸温而润，故气深稳而力优柔，能处中土，而悉解内外寒热之邪。

四、主治

（甲）心下邪气寒热，逐寒湿痹病因于中　肝以虚而失其疏通之职，土遂硗瘠不能运邪，肌肉应之亦为寒湿所着而痹阻矣，山萸能以温中坐镇而悉解之。

（乙）头风，风气去来，鼻塞，目黄，耳聋，面皰此因阴虚火浮于上，小便多汗出此因阳弱水脱于下　山萸以温润镇于中，更以酸味招而收之，斯浮于上者回，脱于下者固矣。

五、维摩法语

山萸备受四气，故能阴阳燮调，酸温气味，煦育清标，不吐不茹，补益力饶，在阴则能使阴谐而阳不僭，在阳则能使阳秘而阴不消。

又以酸温居中逐邪，优柔深稳，气力可嘉，内外寒热悉解，春和施令堪夸据中土而施其春和发越之令，倬出于外则随行而能泄，入于肠胃则随下而能通。

阴虚火浮于上，故头面耳目皆病，阳弱水脱于下，则汗出而小便多。山萸温镇酸收，可使上下协和，且助水藏以暖腰膝，入肝肾秘气益精，壮阳道、利九窍、小便能节，坚阴茎、涩带浊、汗渴亦平。

蜀 椒

一、经文便读
蜀椒有毒，气味辛温，主邪气咳逆，温中而下气，逐骨节皮肤寒湿之痹疼。

二、释名
椒之生于蜀中者，肉厚皮皱。其仁光黑如人之瞳神，故谓之椒目。

三、物理
金凝重而不动，火炎上而不降，其常也。试炽炭于炉，投金于火，久则金镕就下，若水流矣，火亦随之而流。椒不花而结红实于四月，是其直禀阳刚火德而饱吸湿土燥金之气，至内膜白、子光黑，乃为成就，是其以阳熯湿以炼金，昭然可见。且其子光黑浑圆，旋转如珠，则又象水，斯所以从在上之肺挟火直抵于肾无惑也。

四、功能
色红味辛，得金火之用，故能就火以致金，使火因金以归下。

五、特效

（甲）善治火逆　其治寒湿痹痛者，以诸痛皆属火有寒方痛也，蜀椒温中开痹，故治之寒湿痹着于物，火为之阻，则两相搏而痛。

（乙）治咳　中宫有邪成咳逆者，治以椒，使肺金得降，气火不升，痰涎开拓，则咳逆自已。

（丙）治痢　椒之治痢，则非以其降，盖火能生土，土能防水，致火以煤土，使水不就洼下沁而入，焉以成其生化，此治痢善法也。

六、用法

凡土气不守，中则邪气袭而咳逆生，土气不外运，则寒湿停用胃痛作，火不煤土，土不防水，则水或泛滥妄行，或就洼停淤，均得用蜀椒以治之。

七、维摩法语

椒禀金火，味辛色赤，其子象水，光黑圆旋，金挟火而下流，直抵肾而藏焉，善治火逆，降力无前。痛痹、着痹，收功甚捷，温中下气，奏效如仙。专治寒湿，与风无与，又主咳痢，金土两全。其治咳也，以肺金得降，气火不升而咳已；其治痢也，以火能生土，土能防水而痢捐。

至若土气不外运，寒湿停而胃痛作，以及土气不守中，邪气袭而咳逆生，又如火不㷱土，土不防水，水因就洼停淤，甚或泛滥妄行，凡此诸因为病，蜀椒统治效宏。水肿泻痢，脾肺湿寒，遗溲足弱，命火衰残，一味蜀椒，治之即安。

大凡肾气上逆，引归必用川椒，且通三焦下气，伤饱宿食能消，蛔见椒则头伏，乌梅丸子法超。

阿　胶

一、经文便读

阿胶甘平，心腹内崩，劳极如疟，四肢痠疼，腰腹空痛，女子血崩，安胎有产，久服身轻。

二、功能

（甲）浚血之源　取肺所主之皮，肾所主之水，以火煎熬，融洽成胶，恰有合于膻中火金水相媾生血之义。

（乙）洁水之流　取气熏津灌之皮，假水火烹炼成胶，胶成之后随亦水消火息，恰有合乎澄水使清，各归其所，俾外廓之气，悉合于中，中宫之津，得行四末。流澈则源自清，外安则内自定。

三、主治

（甲）心腹内崩，劳极洒洒如疟状　此由生血之所气溃败以不继，血奔溢而难止，内则五藏之气不凝，外则经络之血不荣，阿胶浚血之源，故治之。

（乙）腰腹痛、四肢痠疼　痰与饮皆为水属，血亦水属，水非热不浊，非挠亦不浊，水浊于中，则滓停于四畔及洼坎不流之处，故腰腹痛、四肢痠疼也，阿胶洁水之流故治之。

四、古方示范

（甲）炙甘草汤症　胸中之津液不流，则非激射外泄，必咳逆外吐，以阿胶浚化血之源，俾有去路，则壅者自消，名曰导液，实以益血。

（乙）黄连阿胶汤症　火燔于上，有湿不足以济之，是以徒见火之燎原，不见湿之伏，烦扰难安，宜预防下痢脓血，阿胶随芩连，是化阴以济阳，名曰益血，实以导液。

（丙）黄土汤症　湿郁于上，有火不足以宣之，是以徒见湿之下溜，而无火之熨煦，便后下血，恐致土崩瓦解，阿胶随术附，是和阳以存阴，名曰益血，实以导液。

（丁）猪苓汤、黄连阿胶汤、炙甘草汤、白头翁加甘草阿胶汤、温经汤，凡此诸方，水停生火者用之。水之病多在停，停则不泽，反能生火。

（戊）芎归胶艾汤、鳖甲煎丸、温经汤、大黄甘遂汤，凡此诸方，血不流而化源竭者用之。血之病多在泄，泄则不流，化源反竭，血妄行则畜泄无常而有瘀，瘀则不流而化源反不继，化源续斯瘀自行，瘀者行则决泄自止。

五、宜忌

（甲）阴不亏而不化血者宜之　凡有津液水湿不能化血，及有化血之物停而不化，反致无血归肝者，均宜阿胶。

（乙）血之化源已涸者忌用　阿胶止能浚血之源，倘中焦无汁可化，则非其所能任矣。

六、维摩法语

血脉宜沉宜伏，故取阿井伏流水，火烹炼驴皮。生血之理宜求，血源于水，成于火，金水火三气同收膻中，火金媾于水，是谓浚血源头，胶成水消火亦息，澄水使清取义同，流澈泊清外内安，导液和营法最工。

阿胶佐以术附如黄土汤，力能和阳以存阴；若以合于芩连如黄连阿胶汤，则为化阴以济阳。以阿胶消壅益血，则有炙甘草汤。血不化其源已涸者，非阿胶能济；阴不亏而血不化者，惟阿胶相当。

麻　黄

一、经文便读

麻黄苦温，发汗之剂，风寒头疼，咳逆上气，去邪热而已温疟，破癥坚而消积聚。

二、气味功能

气味轻清，能彻上下内外，伸阳气于至阴中，不为盛寒所凝，表症无热恶寒及里病可使从表分消者，均能除之。

三、特效

麻黄之气味轻扬，出入无间，能使在地之水不凝，出地之阳亦不壅滞，专主外寒与身中水气相应为病。

四、主治

咳逆上气，伤寒温疟，邪热在表无汗，癥坚积聚。麻黄能彻上下内外，故在里则使精血津液流通，在表则使骨节肌肉毛窍不闭，在上则咳逆头痛皆除，在下则癥坚积聚悉破。

五、比较

麻黄以主气名，然寒伤营者用之，营则属血，桂枝以主血名，然风伤卫者用之，卫则属气，盖风寒既伤于外，营卫本皆乖戾，特伤之重者无汗，无汗则以麻黄从阴达阳，营气乃通，伤之轻者有汗，有汗则以桂枝从阳召阴，卫气乃和无汗不用桂枝，有汗不用麻黄。

（甲）麻黄汤　驱营中之邪使之发越自卫而出　麻黄苦温，夫苦为在地之阴，是发于阴出于阳矣，犹助以杏仁之疏卫，乃能遂其由阴达阳之用。

（乙）桂枝汤　散表外之邪，引卫气与营气谐和　桂枝辛热，夫辛为在天之阳，是发于阳入于阴矣，且助以白芍之通营，乃能遂其由阳和阴之用。

六、用法举例

（甲）麻黄以寒药为佐者，治外寒与身中水气相应为病：

一、以治风寒　大青龙汤以石膏为佐，古今录验续命汤亦佐石膏，千金三黄汤以黄芩为佐。

二、以治风水　越婢汤以石膏为佐。

三、以治水气　文蛤汤以石膏为佐。

四、以治风湿　桂枝芍药知母汤以知母为佐。

（乙）有表症用麻黄者：

一、治风　小续命汤、葛根汤。

二、治寒　麻附细辛及麻附甘草汤。

三、治湿　麻黄加术及麻杏薏甘汤。

四、治黄　麻轺赤豆及麻黄醇酒汤。

五、治寒热　桂枝麻黄各半汤、桂枝二麻黄一汤、桂枝二越婢一汤、牡蛎汤。

（丙）无表症用麻黄者：

一、治风　乌头汤。

二、治咳　射干麻黄汤、厚朴麻黄汤。

三、治水　甘草麻黄汤、文蛤汤。

四、治心下悸　半夏麻黄丸悸为水饮侵心，心气馁缩，故用半夏治饮，麻黄通心。

（丁）有汗仍可用麻黄者　麻杏石甘汤、越婢汤。二症既已有汗，阳犹甚盛，不与阴和，故或逼阴于外为汗，或逐阴于上为喘，或阳郁不宣为风水，或阻气于上为肺胀，可见皆阴与阳争，不能胜阳，阳结聚而阴散漫，阳上薄而阴不下输，如是而不用麻黄发其阳，阳终不能布，不用石膏泻阳通阴，阴终不能归。

（戊）用麻黄之功过：

一、善用之功　在肺能除咳逆上气，在肾能通肾气，治气闭精凝、虚热内作之症，在心能发心液为汗。

二、误用之过　在肺则有厥逆、筋惕肉瞤，在肾则有脐下悸，在心则有叉手自冒心、心下悸。

七、维摩法语

麻黄气味轻清，上下内外能通，不为盛寒所凝，伸阳气于至阴之中，故在里则使精血津液流行，在表则开骨节毛孔肌肉，在上则治咳逆头痛，在下则主瘕坚积聚。轻扬无气无味，上达出入虚空，既透出皮肤毛孔之外，又深入积痰凝血之中，轻可去实，其用无穷。

里病可从外解，表病无热恶寒，举凡外寒与身中水气相应为病，统以麻黄治之即安。

无汗不用桂枝，有汗不用麻黄，然桂枝名为主血，而治卫为风扰，麻黄名为主气，而治营为伤寒，盖伤之轻者有汗，故宜桂枝和卫，从阳召阴，伤之重者无汗，则用麻黄通营，从阴达阳。

麻黄汤何以能由营通卫，桂枝汤何以能由卫通营，盖桂枝辛热，热为在天之阳，是为发于阳入于阴，且助以通营之白芍，则由阳和阴之用显；而麻黄苦温，苦为在地之阴，是为发于阴出于阳，又助以疏卫之杏仁，则由阴达阳之义精。

麻黄以寒药为佐，治外寒与身中水气相应，大青龙、续命汤与夫越婢、文蛤治风寒水气，麻黄以石膏为佐。桂枝芍药知母汤以及《千金》三黄主风寒风湿，麻黄与黄芩为朋。

麻黄之用，变化神奇，佐使为温药，有汗不得用者，恐因汗多亡阳；佐使为寒药，有汗仍用者，以阴阳相争，宜寒热分理而和之。无表症而用麻黄，以治风水、咳逆或心下悸而多效；有表症而用麻黄，则寒热、发黄与风寒水湿皆可施。

　　大青龙何以麻黄耦石膏，小青龙何以麻黄配辛、干，以前者为寒水之化聚于上，束胸中之阳为内热，后者为寒水之化聚于中，损胸中之阳为内寒。热比于实，治实宜急，麻黄倍用有以；寒比于虚，治虚宜缓，麻黄半之可观。当急者不急，则石膏增寒于内为患；当缓者不缓，则麻辛亡阳于外大难。

独活、防风

一、经文便读

　　（甲）独活　独活气味苦甘，而平风寒所击，金疮止疼，女子疝瘕，痉痫奔豚，倘能久服，耐老身轻。

　　（乙）防风　防风甘温，大风头眩，恶风风邪，自盲无见，骨节痛疼，久服身健。

二、气味功能

　　气味俱薄，性浮以升。

　　（甲）防风先辛后甘，辛胜于甘，故其为义，本于辛以上升，乃合甘而还中土，以畅其发散之用，故自上达于周身，能畅气于火中，散阳之结。

　　（乙）独活先苦次辛，苦多辛少，辛后有甘，故其为义，本于苦以入阴，变为辛以上行，得甘之助而气乃畅，故自下达于周身，能达气于水中，散阴之结。

三、特效

兼疗风湿。

（甲）独活能治风，然其所治之风，是湿化风，本于阴者也。以能畅水中之阳，即化风以杜湿之根，且其散湿化风，时与防风合奏散风之功。

（乙）防风亦能治湿，然其所治之湿，是风化湿，本于阳者也。以能通阳中之阴，即除湿以绝风之源，且其祛风以行湿，时与独活协为除湿之助。

四、主治

（甲）防风主大风，头眩痛，恶风风邪，目盲无所见，头面去来风。此皆为在上之病，其治应降，防风具升之体，得降之用，故治之。

（乙）独活主奔豚，痛疭，女子疝瘕。此为在下之病，其治应升，独活具降之体，得升之用，故治之。

五、比较

独活畅阴以达阳，俾阳出阴中以上际，其升之机藉于肝，故其用在肝；防风散阳以畜阴，俾阳依阴中以下蟠，其降之机举在肺，故其用在肺。

六、古方示范

（甲）侯氏黑散、桂枝芍药知母汤、薯蓣丸、竹叶汤等均用防风，以其病皆弛，其本皆虚，虚者宜益，弛者宜张，则有合乎防风辛甘之阳，且防风气缓，缓者比于补益，补剂多自下及上，防风者偏自上至下，故得为补剂之佐。

（乙）千金三黄汤用独活，以其病颇急，其本不虚，不虚而急者，宜追逐击散之，则有合乎独活之苦辛自阴以及阳，且独活气峻，峻者比于攻伐，故专为攻剂之佐。

七、维摩法语

防独气味俱薄，其性主升而浮。防风先辛而甘，故欲畅气于火中，散阳之结者可用；独活先苦次辛，故欲畅气于水中，散阴之结者必投。盖非辛无以至天，防风自上而下达于周身之效速；非苦无以至地，独活自下而上达于周身之力优。独活散湿并治风，然其所治之风，原为湿化而本于阴；防风祛风亦治湿，然其所治之湿，则为风化而本于阳。故防风祛风以行湿，与独活协为除湿之助亦妙，独活散湿以化风，与防风合奏散风之功尤良。惟独活畅水中之阳，乃化风以杜湿之根而神其用；防风通阳中之阴，即除湿以绝风之源而著其长。

防独治风多验，升降善交阴阳，夫在下之病，其治宜升，独活具降之体得升之用，故主女子疝瘕、奔豚癎痓；而在上之病，其治宜降，防风具升之体得降之用，故主头面诸风、眩痛目盲。

一切风湿为病，防独统治何难。惟防风之用在肺，独活之用在肝，盖独活畅阴以达阳，藉肝升之机，得阳出阴中以上际；防风散阳以畜阴，即肺降之机，俾阳依阴中以下蟠。防风何以治骨节疼痛烦满，独活何以主风寒所击金疮，以前者诸处皆阻，原非一处之病，故宜防风以导其流，俾畅行无阂；后者泄其一处，诸处护卫皆疏，故宜独活以浚其源_{使来者自盛}，使护卫仍强。

防风气缓，缓者比于补，独活气峻，峻者比于攻，故防风得为补剂之佐，以益其力，独活得为攻剂之佐，以助其通。

防风辛甘，性升属阳，随诸药入经，去上部风热必用，于土中泻木，发脾中伏火尤良_{如泻黄散}。虽云风药润剂，上焦元气能伤_{防风能泻肺实，误服泻人元气}。气味俱轻，故散风邪，治周身疼痹；性能胜湿，故去湿热，除遍体之湿疮。即称为风湿仙药，名实相当。

独活苦辛，不为风摇，因其所胜为治_{独活不摇风而治风，浮萍不沉水而利水，因其所胜而为制也}，散风胜湿功超。少阴伏风，非此莫调，且入血分，舒筋活络，然须血药为君，此味为佐。得细辛以治厥阴头痛目眩，以治虚风类中则错。兼治背部诸风，亦疗下部痿弱。

柴　胡

一、经文便读

柴胡苦平，藏府结气，推陈致新，饮食积聚，久服明目益精，兼主寒热邪气。

二、物理

此物随阳气始生而萌，至阴气既平而萎，其香彻霄，其质柔软，全有合乎少阳之义，故为半表半里和解之剂，能助胆行上升生发之气，为十一藏之所取决。

三、功能

专主升阳能达阴中之阳，不但举阳之透阴而出，即举阴之包阳而藏者，亦悉皆托出矣。故此物非徒畅阳，实能举阴，非徒能畅郁阳以化滞阴，并能俾阳唱阴随，是以心腹肠胃之间，无结不解，无陈不新，譬之春气一转，万化改观，自有不期然而然者。

四、宜忌

凡阴气不行致阳气不达者宜之，若阴气已虚者，如元气下脱、虚火上炎及阴虚发热不因血凝气阻为寒热者，切忌妄投。

五、用法

（甲）表里　柴胡为枢机之剂，凡风寒不全在表、未全入里者，皆得用之。

（乙）升降　凡病由于不升或不降者，宜柴胡以转其枢。夫柴胡之通上焦，似乎主降，不知其所以降，实系升之之力，盖肺不得肝胆之阳上畅，则无以使阴下归，复其升降之常也。

六、特效

能通上焦上焦得通，津液得下，胃气因和，汗出而解，往来寒热，本于上焦不通，盖惟痰凝气滞，升降之机始阻，当升不升则阳怫怒而为热，当降不降则阴鸥张而为寒，今欲求其阻之因以拨其本，则非柴胡不为功矣。

七、古方示范

（甲）鳖甲煎丸　此方意在攻坚，坚去而枢机不转，则病邪与气血相混，必复结于他所而为患故，欲攻坚者必以转枢机为要，此柴胡分量所以多于桂枝也。

（乙）薯蓣丸　此方意在补虚，虚复而枢机不转，则新受之补与宿存之病相搏，必转结而为患，故欲补虚者必以通营卫为先，此桂枝分量所以多于柴胡也。

八、维摩法语

柴胡气味苦平，其功专主升阳，阴中之阳能达，举阴亦其所长，畅郁阳而化滞阴，阳唱阴随气复常。故能推陈致新，无结不解，治诸气为病之在心腹胃肠，譬之春气一转，万化气象光昌。

阴气不纾阳亦郁，血凝气阻为寒热，此宜举阴而畅阳，治以柴胡斯为得。其为阴虚阳无依，孤阳得升即飞越，故凡阴虚气下脱，虚火上炎不可啜。

柴胡大用，即在转枢，开合升降，奏效特殊。肝胆之阳上畅，肺气方能下趋，《论》云"上焦得通"，即此可反三隅。

上焦不通，往来寒热，升降失常，痰凝气结。盖当升不升，阳气郁为热蒸，当降不降，阴气化为寒冽，柴胡通上津液下，胃气因和汗可得。

鳖甲煎立法在攻坚，坚去而枢机不转，则邪必复结，薯蓣丸立法在补虚，虚复枢机不转，则病必不痊，二症同用柴桂，太少治在所先同用太阳之桂枝，少阳之柴胡，以利枢机而通营卫，以太阳为诸阳之长，少阳为阴阳之轴也，攻坚者转枢机为要，故柴多于桂而效捷，补虚者通营卫为急，故桂多于柴而功专。

升清散结，气温味辛，辛为金味，故平肝而泄热，温为春气，故入胆而推陈。

清升疏达，由两土而外达太阳，疏肠胃之滞物甚效，散经络之外邪尤良，久服轻身明目，白云不羡仙乡。

升　麻

一、经文便读

升麻甘平，苦寒无毒，头痛寒热，时气疠疫，喉气口疮，风肿诸毒，中恶腹痛，蛊毒吐出，辟温瘴之邪气，杀鬼精与老物。

二、物理

此物之根，内白外黑，茎药皆青，复花白实黑，是为金贯水中，水从木升，仍发越金气，以归功于畅水也。

三、功能

主解百毒。水为严历之寒气，金为收肃之热气，以寒包热，欲达而被阴束，是以为毒，例如：

中恶腹痛在下之毒也，时气毒历、头痛寒热、风肿诸毒在中之毒也，喉痛口疮在上之毒也，皆由热收于中，寒束于外，升麻能使水从木升而畅发之，则毒解矣。

四、比较

伤寒中风头痛寒热此惟外寒是病，内热乃身中阳气所化，时气头痛寒热此内外皆是邪气，故升麻治此不治彼。

五、维摩法语

升麻为物，金贯水中其根内白外黑，水从木升茎叶皆青，金水流通。阳为阴束成毒，以此畅水多功花白实黑，故能发越金气而归功于畅水。水为严厉之寒气，金为收肃之热气，热收于中寒外束，阳郁阴中成毒疠，升麻金气贯水中，畅水消炎治之的，毒在下中恶腹痛，毒在上喉痛口疮，时气毒疠邪扰中央，凡此寒包热毒，升麻畅发最良。

风寒头痛寒热，热即身中之阳，时气头痛寒热，内外邪气为殃，升麻治此不治彼惟治时气，不治伤寒，同中之异同为外寒内热法宜详。

升麻甘平而苦，能泄能和能清，时气风肿诸毒，从中升发皆平。使葱白止阳明头痛立效，引石膏除牙齿热肿最应。若与柴胡同用，则引甘温上升。醋炒治噤口痢，引参连扶胃进食，允称特效奇能。

性升上行，故治泻痢脱肛、淋浊带下；火郁发之，又主中恶腹痛、喉气口疮。甘苦入脾主火化，从中宫而达太阳。

葛 根

一、经文便读

葛根气平，具甘辛味，主消渴而解大热，止呕吐而愈诸痹，兼解诸毒，亦起阴气。至若葛谷之气味甘平；通治十岁以上之下痢。

二、经旨

起阴气解诸毒。葛根能引阳气，又挹阴津由胃入脾，遂曳脾阴以至肺，阴阳并至，津气兼升，故《本经》特书其功曰："起阴气。"夫阳必根于阴，故起阴气即达胃阳，胃为多气之乡，能助毒者莫此为甚，能达胃阳，则胃之郁遏散，毒势为得不孤。

三、功能

能鼓正阳驱逐邪风，又妙能曳带阴精泽滋燥火，又能发土气以达木气，盖胃阳既达，而木气益畅矣。

四、特效

疗胁下风气作痛及肝郁胁痛。开提胃气以畅肝，则胁痛自已。

五、主治

身大热胃脘之阳郁遏不能宣达，呕吐胃气不由于脾自逆于肺，诸痹脾阴不得胃阳冲发而闭塞。葛根能起阴气，达胃阳，鼓舞清气上行，故并治之。

六、用法举例

（甲）治痉 葛根汤 葛根之解阳邪，即所以免枳朴之破泄，其起阴气即所以免硝黄之荡涤，名曰开发，实所以存阴。

（乙）治痢 葛根汤及葛根芩连汤 两症之痢，为阳盛于外不与阴交，阴遂不固而下溜，葛根起其阴气，使与阳浃得，曳以上行，则非但使利止，并能使阳之遏于外者，随胃阳鼓荡而散矣。

七、维摩法语

葛根气平味甘而辛，能升阳气，又挹阴津，曳脾阴以至肺，解诸毒非无因，胃多气能助毒，此达胃则化纯。

能鼓正阳，驱逐邪风，曳带阴精，滋燥多功。发土气以达木气，疗胁痛其力更雄。

达胃阳起阴精，鼓清气使上行，故治胃气自逆于肺之呕吐，且主身因胃阳郁遏大热生。又如脾阴不得胃阳冲发，闭而成痹，以葛根治之亦平。

葛根何以治痉，功兼枳朴硝黄，其起阴气，即免硝黄之荡涤，其解阳邪，即所以免枳朴之贼戕，开发存阴，是其兼长。葛根治利，其力更优，阳盛于外不交阴，阴遂不固而下流，葛根起阴与阳浃，利止阳伸痉有瘳。

甘平轻浮，而升鼓舞胃气上行，渴烦煨用，发表用生，多用亦伤胃气，脾虚作渴能平。

阳明专药，解肌相当，生津解酒，且发痘疮。头痛如破，最宜葛根葱白，轻可去实，主治大异麻黄。以其凉散，故虽达诸阳而阳明为最，以其甘凉，故虽主发表而泻热独长。

石 膏

一、经文便读

石膏气寒，辛味白质，中风寒热，心下气逆，兼主口干舌焦，惊喘不能息，主邪鬼而疗腹中坚痛，主阳明而产乳金疮有益。

二、物理

此物气味辛寒，体重而泽，主解横溢之热邪，惟其寒方足以化热邪之充斥，惟其辛方足以通上下之道路，惟其泽方足以联津液之灌输，惟其重方足以摄浮越之亢阳。

三、功能

专治六淫所化之热，与阴虚生热者无干。

凡因鼓荡而生之热，因寒所化之热，或因水饮蒸激而生之热，皆为石膏所治。

四、相须

麻黄得石膏则发散不猛。凡风寒搏热，二物可同用，以泄热通阳。

五、宜忌

邪热尚未与滓秽相结，用石膏解之为宜，若已结，则非承气不为功，禁用石膏。

六、维摩法语

石膏辛而寒，原为金土精，其性凉而宣，其治在阳明。又其体质沉重而泽，惟其辛故通上下之道路，惟其寒故解横溢之邪热，其质泽故能联津液之灌输，其体重故能摄亢阳之浮越。

石膏治热，以其气寒，惟主六淫所化之热，与阴虚生热无干。邪热未与滓秽相结得石膏即解，邪热已与滓秽搏聚，非承气不安。佐麻黄治风寒搏热，通阳泄热胜金丹。

金水清寒正气，专入阳明奏绩，一切内蓄大热，体重寒降能戢，但宜生用，煅则体腻。

滑 石

一、经文便读

滑石甘寒，寒热积聚，身热泄澼，小便癃闭，女子乳难，兼益精气。

二、物理

布帛油污，屑滑石其上，炽炭熨斗中烙之，油污遂尽，布帛无迹，其治胃中积污，内为泄澼，外仍身热者，藉其外之身热为熨斗中炽炭，使滑石者浥去其污从下身而出。

三、功能

运化上下，开通津液，除垢存新，令人利中。滑石非能治身热也，以身热而神其用耳，又非能止泄澼也，以水气因小溲利，自不入大肠耳。

四、比较

大黄汤涤积垢、推陈致新，巴豆荡练藏府、开通闭塞，滑石则荡胃中积聚寒热而益精气，所谓滓秽去而清光来也。

五、维摩法语

滑石甘寒，气和而冲。运化上下，津液开通，除垢存新，令人利中，故治寒热积聚、身热泄澼，又主女子乳难，小便闭癃。

布帛油污得滑石，熨斗炽炭烙如新，胃中积污为泄澼，身热如烙妙用神。滑石非能止泄澼，效在推陈法可珍，巴豆荡练藏府、开通闭塞，大黄涤除积垢、推陈致新，滑石则使滓秽去而清光来，益精气其效如神。

甘寒滑利，治在太阳，解热降气，通利胃肠，癃澼乳难，奏效独长。

橘　皮

一、经文便读

橘皮气味苦辛而温，瘕热逆气水谷通行，久服去臭，下气通神。

二、物理

此物气味苦辛，性主温散，筋膜似络脉，皮形似肌肉，棕眼如毛孔，乃从脾胃大络外出于肌肉毛孔之药也。

三、功能

善利水谷。脾不能为胃散精布气，则水谷之气遂有壅滞而不利，橘皮着肉之膜，宛如脾胃相连之络，藉其芳香苦辛以通达之，则水谷自利矣。

凡气因滞着而病，橘皮则无问寒热升降补泻之剂，皆得合之以奏功。

四、主治

胸中瘕热逆气假气聚以成形，而其病为逆气。因瘕而热，其治在气，气散则非特热解，即逆气亦随以平。不然辛温之物又岂治热治逆者耶，橘皮能达胃络之气于肌腠，故治之。

五、用法举例

橘枳生姜汤，治胸痹，胸中气塞、短气。橘皮汤，治干呕哕，手足厥。橘皮竹茹汤，治哕逆。

六、维摩法语

橘白如肌肉，橘络如脉络，外眼若毛孔，由中达外廓，邪正欲出入，导引如竹破。其自内而外之也，由脉络肌皮而行；其消痰而降气也，由肌表转入阳明。宣汗止呃，诸逆能平。何以善利水谷，助脾为胃散精，芳香辛苦通达，抉壅水谷自行。

胸中瘕热逆气，主治非以辛温，瘕为气聚所致，气散热亦无存，橘导胃气出肌腠，解热降逆气归元。

胸中气塞而短，当求橘枳生姜。肢厥干呕而哕，则宜橘皮汤方。橘皮竹茹治哕逆，《金匮》神方仔细详。

理气不伤峻烈，专治脾肺虚泄，但随所配药味，以为升降补泻。

厚 朴

一、经文便读

厚朴苦温，水气火味，风寒头痛，寒热惊悸，行气血而治痹痛死肌，散寒湿而三虫可去，能得言外之旨，用以宽胀下气。

二、物理

此物纯阳，其气味苦辛，色性赤烈，苦能下泄，然苦从辛温则不泄而为温散。夫味之苦者应于花赤皮紫，是味归形也；形色紫赤者应乎气温，是形归气也。

三、经旨

主中风伤寒，头痛寒热，惊悸，气血痹，死肌，意谓其主伤寒中风头痛寒热之或惊或悸或气血痹且有死肌者耳。

四、功能

直归中土而散结气。其味虽苦，然苦后觉有微甘，凡伤寒中风内外牵连者，非厚朴不治。

五、主治

伤寒中风。

伤阴为燥化则惊悸兼包谵妄、烦懊等候，伤阳为湿化则气血痹兼包胀满、呕泄等候，两候皆与表邪横连，厚朴兼赅表里，故推之为首功。

六、古方示范

厚朴与表药相连者：

（甲）厚朴麻黄汤　此即小青龙与麻杏甘石汤加厚朴。以散敛温凉，欲各抵其所而不能，皆缘邪聚致胸中逼仄，不有宽而廓之者，则诸药难尽其能，故厚朴冠其方名。

（乙）桂枝加朴杏汤　杏仁能使上冲之气达于脉络，厚朴能使上冲之气达于表分，所以联络桂枝之解肌，俾几陷肠胃之邪仍回返乎营卫。

七、维摩法语

厚朴苦温，木火性烈，主中风伤寒，并头痛寒热，惊悸死肌，痹在气血。纯阳苦辛色赤，温散苦从乎温。风寒内外牵连，此能直抉其根。直归中土而散结，表里兼赅仔细论。

惊悸谵妄烦懊，此从燥化伤阴，痹闭胀满呕泄，此从湿化伤阳，两候皆连表邪，厚朴主之最良。

朴与表药同用，古方垂法宜详，提陷邪返乎营卫，桂枝加朴杏，廓胸部不使邪聚，厚朴合麻黄。

散寒温脾胃，厚朴最调中。辛苦燥湿散结，气温又能杀虫。气实误服参芪，喘胀惟朴能医，泻实满必兼大黄、枳实，去湿滞可佐苓、术、橘皮。虚者误服脱元气，腹疼下利最相宜，寒胀佐热药，奏效更神奇。

枳　实

一、经文便读

枳实气味苦寒，主大风之在皮肤，如麻豆分苦痒，寒热结分可除，益气而利五藏，止痢而长肌肉。

二、气味

味苦而辛，苦多辛少，苦中又含酸意。夫苦酸涌泄，其气又寒，且成实于降令，故本下行之性乘降令之旺以就阴，最烈而速。

三、主治

其治在中。

（甲）主大风在皮肤中，如麻豆苦痒　皮肤中为肌肉之间，乃脾胃之所，主脾胃本有寒热，相结肌肉间不疏转，风复袭之，于是内外相引，表里相通，虽如麻如豆而或起或伏，正以其根于内也。拨其根，枝叶焉附。枳实治里，偏有此解表之能，故推为首功。

（乙）除寒热结、止利、长肌肉　人之受热感寒，乘于阳则发，乘于阴则结。结者宜降泄，不宜解散，所谓病在阴，应攻其里也。若久结不解，留于中则肌肉损削，溜于下则下利结滞。枳实酸苦，主胸以下滞气，故能流通肠胃，散结止利而长肌肉也。

（丙）利五藏　脾胃主行谷气于五藏，脾胃滞则五藏皆滞，滞于中则痞痛胀满，滞于旁则痰澼停水，肠胃通则脾气宣，谷气得行，此枳实所以有除胸胁痰澼、胁风痛，逐停水，破结消胀，心下悸、痞痛之功也。

四、比较

（甲）厚朴能已胀，宜于寒湿，若误施于燥热之结者，犹可借从治以奏功。枳实可泄满，宜于燥热，若误施于寒湿，是气本下而复降之，不惟无益且有害矣。

（乙）枳实偏于内，惟能治实，利气之悬于中，除坚满而且除痛中坚者其机根固。厚朴则偏于外，兼能治虚，利气之着于外，除胀满而不能治痛腹满者其机横溢，一横一直至理所在。

五、用法举例

治上焦宜杏仁、桔梗、葶苈、甘遂，如陷胸等汤上焦气分有病，必兼停饮宿水，治中焦宜硝、黄、厚朴、枳实，如承气等汤枳实不能泄胸中至高之邪。

六、古方示范

（甲）枳实连表药者枳实气疏峻而性泄降，辅表药则能搜补反侧：

一、大柴胡汤　此因表症方盛，里复不和，寒降泄其里而表亦和。

二、四逆散　此病属于阴邪系乎阳，宜泄其阳而阴自达。

三、枳实栀子豉汤此病起于表，反复由里，当廓清其里而表方得解。

四、橘枳生姜汤此气阻于上，不得升降，法宜开泄，则升降自复其常。

五、桂枝生姜枳实汤此气逆于上，不得下而返内逼，当下其气，则内不扰。

（乙）枳实不连表药者：

一、枳术汤　此缘脾气濡滞，所受于胃之精微不能速化以上输，停于心中，日积月累以至成形。此为虚中之实，故纵用补中而不重，且必少煎，使其气锐而力猛。

二、朴夏姜草人参汤　此症缘汗后肺气外薄，失于吸引脾津，致脾气随津横溢四出，此为虚中之虚，故纵重用泄满化饮，然必久煎，使之气淳而力优柔。

七、相须

（甲）枳朴可连桂枝　连桂枝欲其下气散饮，此枳朴皆有之功能。

（乙）枳实连柴胡，不连麻黄　连麻黄欲其横出开表，枳实无横出之权。

（丙）厚朴连麻黄，不连柴胡　连柴胡欲其通中泄里，厚朴无直达之技。

八、维摩法语

枳实苦酸寒，成实在于秋，降泄就阴，罕与匹俦。寒湿忌用，燥热必投，治里而又能解表，故主大风在皮肤中如麻豆苦痒；泄滞能流通肠胃，故止利长肌肉、除寒热互结不休。治在中宫，脾胃通则五藏得利，善除坚满，中气行则诸痛可瘳。

气寒治在太阳，味苦又入三焦，具少阴水火之气化，而解寒热结气，兼手足阳明之金土，主大风而不摇。承气用之有效，以其苦泄功高。

法　夏

一、经文便读

半夏辛平，止汗下气，伤寒寒热，心下坚、头眩，胸胀而咳逆，咽喉肿痛，肠鸣亦治。

二、气味功能

半夏生于阳长之会，成于阴生之交，其气味辛平，体滑性燥。故为用，辛取其开结，平取其止逆，滑取其入阴，燥取其助阳。故其为功能，使人身之正气自阳而入阴，能不使人身之邪气自阳入阴。又能止呕逆，以阴不受邪则不呕也。

三、物理

半夏为阴邪窃踞阳位之要剂　凡物性之热者多生于冱寒，其性寒者多生于暄暖，半夏生于三阳开泰之后，成于一阴才姤之时，则其钟阴气、达初阳可知矣。能达初阳则，虽阴而不能润，惟钟阴气，故虽燥而仍能入阴。禀此阴阳相间之德，滑燥悉具之能，何得不从阳入阴，治踞于阳位之邪哉。

四、主治

半夏通阴阳，故治下列各症：

（甲）伤寒寒热，心下坚　此阳去入阴之症。

（乙）胸胀而咳逆　咳逆里症也，胸胀而咳逆则表里参半症矣。

（丙）头眩　阳为阴格则眩。

（丁）咽喉肿痛　咽喉为群阴之交，阴为阳搏则肿痛。

（戊）肠鸣　阳已降而不得入。

（己）气逆　阳方升而不得降。

（庚）汗出　阳加于阴，阴不与阳和。

五、特效

可散可降，非散非降　阴不格阳，阳和而气布，非能散也；阳能入阴，阴和而饮不停，非能降也。

六、比较

凡主上气之物，皆能使逆气自上焦而降，半夏主下气，则仅能使气不自中焦而逆。

七、用法举例

（甲）凡呕缘气逆，气逆由水与气相激者，方可用半夏。

（乙）凡病见渴，均不得用半夏。

（丙）半夏合乎温燥队中，见烦见渴均不用，合于清润队中，则为烦与渴之良剂，如竹叶石膏、麦门冬、大半夏等汤是也。故半夏为刚剂中锐锋，柔剂中断制。

（丁）咽喉痛，必有痰有气阻于其间，呼吸食饮有所格阂者，方可用半夏。

（戊）眩因于水者，可用半夏。然水在膈间则用，水在脐下则不用。

（己）肠鸣下利者，方可用半夏。

（庚）阴邪窃踞阳阳位者，必用半夏。

八、古法示范

半夏之和有大有小可润可燥。

（甲）小半夏汤　如耕耘顽矿而疏通之，使生气得裕。

（乙）大半夏汤　如沃润不毛而肥饶之，使生气得钟。

九、维摩法语

半夏滑而燥，气味平而辛，滑可入阴，燥则取其助阳，辛能散结，平则止逆如神。善通阴阳，不眠必用半夏能使人身正气自阳而入阴，《经》云：饮以半夏汤，阴阳既通，其卧立至；能逐邪气，呕逆足珍半夏能不使人身之邪气自阳入阴，阴不受邪则不呕。何以治阴邪窃踞阳位，以其钟阴气，又使初阳得伸。入温燥队中，见烦见渴勿用；在清润剂里，烦渴用之何因？盖此品为柔剂之断制，效如桴鼓，为刚剂之锐锋，力比千钧。辛温散结，发表开郁，虽能和胃健脾，血渴汗家忌服。攻坚消痞可用，开痰利水尤良。治热痰必兼芩、蒌，主寒痰宜佐芥子、姜汁。合苍术、茯苓则湿痰可去，配前胡、南星则风痰相当。以其辛散行水而润肾燥，故半硫丸治老人虚秘，以其辛滑利窍而通二便，故二陈汤能使大便润而小便长。

半夏入肺燥湿，缘其色白味辛，且其辛中带涩，疏而能敛肺津。最与肺相投合，脾家痰药何云。

研药指南　上卷之二

邵阳　何　舒竞心　　　　　　　　　录存

受业　李虞卿　何南元　男致潇　同校

消石、朴消

一、经文便读

（甲）消石苦辛，大寒无毒，五藏积热胃胀闭，蓄结饮食咸涤去，推陈致新除邪气，炼之如膏可久服。

（乙）朴消苦寒，百病可治，去固结留瘕，除寒热邪气，能化七十二种石，善逐藏府之积聚。

二、物理

消石入火生焰，与火同气，朴消入火不谐，水能胜火。二物均以消石得名，故俱能破坚开结。水消即朴消能以寒化热，以咸化坚，固不徒纯阴而已，夫孤阴岂能化阳之结耶。推之火消即消石亦犹是矣。

三、物理

（甲）消石　其性向阳，故解自阴而阳之盛热，能入藏发阳之郁于阴中，盖以此物遇焰辄发也。

（乙）朴消　其性向阴，故逐伏在阳中之实结，能入府化阴之结于阳内，盖此物逢水即化也。

四、主治

（甲）消石　主五藏积热、胃胀闭　此为治热之郁，郁者多属气分，所谓阳不升阴不畅者也，能达阳中之阴郁，则阳化阴自畅矣。

（乙）朴消　逐六府积聚、固结留澼　此为治热之结，结则多属血分，所谓阴不降阳不化者也，能行阴中之阳结，则阴降阳自化矣。

五、用法举例

（甲）去藏中郁热　消石矾石散。

（乙）除府中结热　大承气汤、调胃承气汤、柴胡加芒硝汤。

（丙）止渴　己椒苈黄丸加芒硝以止渴，津液与固瘕结，遂不得上潮为渴，去其固瘕，正使液流行。

（丁）止利　小柴胡汤加芒硝以止利，积聚结于中，水液流于旁为下利，去其积聚，正所以止其下利。

六、维摩法语

消石与火同气，故入火生焰；朴消水能胜火，故入火不谐消石为火消，朴消为水消。二物以消为名，一切坚结能排。朴消非是纯阴，寒咸化热化坚孤阴不能化阳之结；推之消石主治，阳中有阴亦然。

朴消逢水即化，消石遇焰生光。朴消之性向阴，能化阴之结于阳内，故逐伏在阳中之实结；消石之性向阳，能发阳之郁于阴中，故解自阴而阳之热狂。

消石治热之郁，故主五藏积热、胃家胀闭甚效；朴消治热之结，故逐六府积聚、固结留澼最良。郁者多属气分，阳不伸则阴不畅，消石能达阳中之郁阴；结则多属血分，阴不降则阳不化，朴消能行阴中之结阳。去藏中郁热，莫如消石矾石散；除府中热结，则有各种承气汤。

己椒苈黄加芒硝以止渴，小柴胡汤加芒硝以止利，一以津液与固瘕结而为渴，去其固瘕则渴止，一以水液因积聚结而旁流，去其积聚则利息。

消石散积破坚，升散三焦火郁，能消五金八石，不与朴消同治。朴消属水，咸寒性下，故主荡除；消石辛苦，微寒属火，性升最厉。

冬时地生白霜，是名消石苦寒，少阴太阳禀性，水火同具可观。水以治热火开闭，涤除蓄积胃得安。炼之久服，不老仙丹。芒硝质清性缓，用以去热软坚。朴消止可涂敷，芒硝始入汤煎。水少火盛热淫，佐苦治以咸寒，故夫芒硝、大黄同用，验如金丹；若夫燥由津枯虚极，阴火如燃，阴盛类阳等证误投，祸不踵旋。

火消本水标火气味咸寒，体轻效用最神。无火性而得火精，故消人身之秽而生新，治积澼透发郁结，诸品莫与比伦。芒消、牙消、风化消，盆消、玄明有多名，推陈致新除邪气，蓄结可开积热清。玄明力缓不伤血，风化治上浮而轻。

矾　石

一、经文便读

矾石咸寒，酸涩无毒，寒热泄利，恶疮痛目，白沃阴蚀，坚强齿骨，轻身延年，须练耳服。

二、物理

矾之为物，得火则烊，遇水即化。得火则烊，故能使火不人水中为患；遇水即化，故能护水使不受火之患。是其质欲双绾于阴阳，其功实侧重于治水。此其于淖泽则澄而清之，于沉浊则劫而去之，固善于阴中固气，水中禀火矣。

三、气味功能

酸涩主敛，功专收阴。举寒水之气味，尽该于酸涩，本燥金以成水化，而专归于下，故能收阴归元，俾离于阳。酸者下之阳未能达阴也，涩者上之阴未能和阳也，下之阴既不得达，上之阳遂无以和，则矾石者，只能成其润下之用。何以复云燥哉？夫燥金属肺，为阳中之阴，其气涩而能生肾，与矾石之质色气味无不有合。

四、特性

（甲）浣猪肠者以矾揉之，取其杀涎滑也。

（乙）腌莴苣者以矾拌之，取其杀粘汁也。

（丙）搅浊水者矾屑掺之，则滓自澄而下坠。

（丁）制彩钱者矾汁刷之，则水不渗而之他。

（戊）凡一切花瓣渍之以矾，则花中苦水尽出，花之色香不损。

（己）凡欲木石相达者，熬矾焊之，则摇曳不动。

五、特效

善于阴中固气，水中御火，专主孤阳淫而为风，劫阴化痰。

六、主治

寒热_{阳迫明而阴不为之下}、泄利白沃_{水不固被火劫而流}、阴蚀恶疮_{阴有隙阳得入而蚕食之}、目痛_{目为水之精，阴为阳邪所迫则痛}、骨齿不坚_{骨齿为水之干，邪溷于阴中则不坚}。

人身至阳本出于阴中，而矾石则全至阴于阳中，人身阴阳以相合而神其分之用，而矾石则似由离而效其合之用，良以此物能使阴离于阳邪，归元阴于初发之地，以裕阴化而畅元阳。阳畅则阴可达，阴裕则阳得和，阳和则寒热自已，阴达则泄利白沃自除。且阴裕阳和，津液充畅，更何能蚀以生恶疮哉，阴裕阳和，阳邪自散，则目痛除而骨齿自坚矣。

七、古方示范

（甲）矾石汤　比之焊木石　此方治脚气冲心，以矾石却水收湿解毒，上冲自止。

（乙）矾石丸　比之杀涎滑　此方治经水不利、藏坚癖不止、中有干血、下白物。

（丙）侯氏黑散　比之澄浊淖　矾石性得冷即止，得热则下，故必冷食，禁诸热物。

（丁）消石矾石散　比之刷彩笺　此方治女劳疸，用矾石消瘀除浊。

八、维摩法语

矾石咸寒酸涩，用以收阴最良。缘其遇水即化，得火则烊。得火则烊，能使火不入水为患；遇水即化，护水使不受火之殃。其功侧重于治水，其质双缩于阴阳。

矾石质色气味，皆有合乎燥金，以肺主气主降，原为阳中之阴，咸寒该乎酸涩，金水妙用堪寻。酸为下之阳未能达阴，涩为下之阴未能和阳，本燥金以成水化，收元阴归于本乡。阴既离于阳，阴裕则阳自昌，是以于沉浊则劫而去，于淖泽则澄而清，功专治水，其义自明。

矾石特效，一言以蔽，水中御火，阴中固气，孤阳淫而为风，劫阴化痰能治。

矾石裕阴畅阳，全至阴于阳中。人身阴阳以相合而神其分之用，矾石收阴以相离而奏其合之功，盖阳畅则阴亦达，阴裕则阳自通。有如阴为阳迫而为寒热目痛、阳入于阴而为阴蚀恶疮、泄利白沃之水被火劫、骨齿不坚之阴为阳伤，诸症统主矾石，以其善理阴阳。

腌莴苣以矾拌之，能劫粘汁；浣猪肠以矾揉之，可杀滑涎。浊水掺之矾屑，则滓自沉而下坠；彩笺刷之以矾汁，则水不渗而外延。花瓣渍之以矾，则苦水尽出，木石焊之以矾，则紧合而坚。侯氏散比之沉浊淖，硝矾散比之刷彩笺，矾石丸比之杀涎滑，矾石汤比之木石相连。

矾石燥急，收湿坠浊，解毒除热，取吐风热痰涎，以其酸苦涌泄；然性燥急，劫水涌泄，不宜阴虚，又或痢初虚带，遽投收涩堪虞。

大　黄

一、经文便读

大黄苦寒，主下瘀血，留饮宿食，血闭寒热，荡涤肠胃，积聚瘕癥，通利水谷，推陈致新，调中化食，和藏安神。

二、物理

色黄气香，质色深紫，是为火贯土中，土气必得火气贯入而后能行，火气必得土气之通而后能舒。

三、主治

（甲）积聚胀满癥瘕　火用不行所致。

（乙）烦懊谵妄嗔恚　土气不行所致。

四、功能

启脾滞，通闭塞，荡积聚，行火用，荡涤肠胃，通利水谷，调中化食，安和五藏，又能斡旋虚实，通和气血，不但攻坚破积。

五、特效

主下瘀血、血闭寒热。凡火盛着血及气之结于血者，非大黄不治气有余即是火，火不徒燃，必着于实有之物。

六、宜忌

惟火盛着物者为宜，阴虚阳亢者忌之。火不盛者，必其滞兼实物者，方可用之。

七、古方示范

（甲）下瘀血　桃仁承气、抵当汤丸、下瘀血汤。

（乙）推宿食　厚朴三物汤、厚朴大黄等。

（丙）除血闭寒热　柴胡加龙牡汤、鳖甲煎丸。

（丁）破癥坚积聚　大黄䗪虫丸、大黄牡丹汤。

（戊）去留饮　大陷胸汤丸、己椒苈黄丸、大黄甘遂汤、桂苓五味甘草加姜辛半夏大黄汤。

八、用法举例

（甲）《伤寒论》以泻心汤治痞　痞者实症，故大黄用麻沸汤绞汁，气分虚痞取其气不取其味。气痞阳也，故急泻其阴，阳亦随之以降，阴邪凝结者去，真阳于是流布矣。

（乙）《金匮》以泻心汤治心气不足，吐血、衄血　吐血虚症，大黄与他药同煮，血分瘀结，故气味兼取，泻血分有余之邪，使之相平乎不足之气。夫火之成患在不得上炎，有形者去，火空斯发，心气无虞不足矣。

（丙）大陷胸汤先煎大黄，后入他物　结胸热实，上下皆痹，虽用甘遂、芒硝之锐，犹恐其暂通复闭，则反使大黄当善后之任。

（丁）茵陈蒿汤先煎茵陈后入栀黄　湿热不越，热瘀于里，内外皆痹，然一身面目悉黄，势不能一下皆退，故为内急外缓，则大黄栀子当前矛，茵陈为后劲。

（戊）鳖甲煎丸症由外感，自气以及血，故寒热不止而后为癥瘕；大黄䗪虫丸症由内伤，自血以及气，故先有干血而延及于气。二症皆有所聚，又皆聚于血，故大黄率诸灵动飞走之物以坚攻则同，又以症由于气者，必穷其源，故以人参、干姜益之，症由于血者，必探其本，故以芍药地黄济之。

（己）三物厚朴汤先煎枳朴，后纳大黄，少煎力锐，其退必速，欲大黄之无余威；小承气汤三物同煎，久煎力缓，其退必迟，欲大黄之有余力。

（庚）涩剂用大黄者

一、柴胡加龙牡汤　大黄、茯苓为一方之枢，其症暴，大黄以治胸满谵语，茯苓以治小便不利。

二、风引汤　大黄、干姜为一方之枢，其症缓，大黄荡涤脾家所聚，干姜守而不走，实以反佐大黄，使之当行者行，当止者止。

（辛）以大黄分治气血者

一、治气有大小承气、全物厚朴、大黄厚朴七物等汤。

二、治血有桃仁承气、抵当汤丸、鳖甲煎、大黄䗪虫丸、大黄牡丹汤、下瘀血汤。

（壬）以大黄分治六气及六经者

一、风引汤治风，大黄附子汤治寒，大黄硝石汤、栀子大黄汤治湿，调胃承气汤、麻仁丸治燥，大陷胸汤丸、大黄甘遂汤治水。

二、太阳有调胃承气及大陷胸汤丸，阳明有大小承气、茵陈蒿、麻仁丸，少阳有大柴胡，太阴有桂枝加大黄，少阴有大承气。

（癸）用大黄宜善选佐使

一、栀子大黄汤　懊浓为太阳症，佐以栀豉。

二、茵陈蒿汤　谷疸为阳明之经症，佐以茵陈。

三、大黄硝石汤　表和里实，为阳明症，佐以硝石、黄柏。

九、维摩法语

大黄气香色黄紫，是为火贯入土中，土气之行由于火气之入，火气之舒必得土气之通。烦懊谵妄嗔恚，原于土气不行，积聚胀满癥瘕，以其火用不宣，大黄火贯土中，故其治效如仙。且能斡旋虚实，通和气血，不但通闭行滞、破积攻坚。调中化食多效，安和五藏不偏。惟阴虚阳亢者忌用，若火盛着物则功专。

大黄峻厉，活用当明。《伤寒》以泻心汤治痞，大黄用麻沸汤绞汁，以气分虚痞，取其气为妙；《金匮》以泻心汤治血，大黄与他药同煮，以血分瘀结，宜泻之使平。先煮大黄，后纳他药，陷胸汤妙法；先煎茵陈，后入栀黄，茵陈汤圣方。盖结胸热实，上下皆痞，以大黄当善后可缓，而湿热发黄，外缓内急，以栀黄为前驱宜刚。

大黄佐他药，用法更当论。大黄䗪虫，地、芍与大黄同用，以证由于血，必探其本；鳖甲煎丸，参、干与大黄并行，以证由于气，必穷其源。

小承气汤三物同煎，三物厚朴后纳大黄，一欲其柔，一欲其刚。

何以能安中土，以其正黄气香。畜與同四物，名玉烛散；气虚同人参，曰黄龙汤。若用酒洗，专入阳明。佐枳、朴、芒硝，益助其锐；佐甘草、桔梗，可缓其行。

泽 泻

一、经文便读

泽泻甘寒，风寒湿痹，养五藏而益气力，肥健人而消水气，兼主妇人之乳难，久服则耳目聪慧。

二、气味功能

气寒味甘，生于水中而上升，故能启水阴之气上滋中土。且最善行生水，盖生水必行之使上而后下也。

三、物理

凡水草石草，皆属肾，其性主升。此物春时丛生浅水之中，独茎直上，秋时白花作丛，肾之肺药也。用根苗，可知力之所始必起于水中，其苗出水面，上与天气相接，则知其力之所竟可至于极。

四、释名

《易》曰：山泽通气。泽泻能行在下之水随泽气而上升，复使在上之水随气通调而下泻，故名泽泻泽其不足之水，泻其有余之火。

五、特效

其治水有神禹之功，于肺脾肾三部咸宜。

惟其泽也，故能使生地、白芍、阿胶、人参种种补益之品得其前导，则补而不滞；惟其泻也，故但走浊道，不走清道，非若猪苓、木通、腹皮等味之削阴破气，直走无余。

六、比较

（甲）二苓　得气化于中土，故治生水淡渗之物善行生水之依土作祟。

（乙）泽泻　得气化于水中，出生气以上朝，故治生水之过颡在山，为患于上。

七、治症举例

（甲）牡蛎泽泻散　主大病差后，腰以下有水气_{水底之病}　中无统摄，生水作祟而陷注。

（乙）泽泻汤　主心下有支饮，其人苦冒眩_{极上之病}　生水肆其威于极上。

（丙）泽泻不治呕渴　呕为中焦之病，乃二苓所主，泽泻为下焦药，故不相关。泽泻仅能引水上输，不能引津液上潮，故不治渴。

八、维摩法语

水草石草属肾，其性均能上升。泽泻生于浅水，一茎直上如登，秋时白花如族，肾之肺药可徵。用根不用苗，其力之所始由极下而出；苗出水与天接，其力之所竟至极上亦能。

《易》曰：山泽通气。泽泻命名何居？能行在下之水，随泽气而上升，复使在上之水，随气调而下驰，泽其不足之水如是，泻其有余之火可知。

治水功同神禹，其义耐人味寻。惟其泽也，故佐补品为其前导，能使地、芍、阿胶、人参之属补而不滞；惟其泻也，故走浊道不走清道，非若猪苓、木通、腹皮等味破气削阴。大抵淡渗之物，导行生水_{未经化之水曰生水}如环，二苓得气化于中土，主由中而下利，故治生水之依土作祟，泽泻得气化于水中，出生气以上朝，故治生水之在上为患。

腰下有水气适在病后，治以牡蛎泽泻；心下有支饮而苦冒眩，则主泽泻汤方。一以生水肆威于极上，一以生水作祟于中央。泽泻为下焦药，仅能引水上输，呕为中焦之病，渴为津液不濡，故凡呕渴为病，泽泻则非所须。

泽　漆

一、经文便读

泽漆味苦，微寒无毒，主皮肤热，水气大腹，四肢面目浮肿，丈夫阴气不足。

二、功能

行水而不伤阴_{凡物之行水者必伤阴，养阴未必能行水，}此物能使方为大腹水气、四肢面目浮肿之水，仍归于分布五液之肾，使肾既平均，方泻其有余，故不伤阴。

三、特效

专治与火同病之水。此物入肾，而肾家之水与火同居，惟皮肤热之水病，此物能行之化之。又以其能化气而不化血，故惟主丈夫阴气，不治妇人。

四、比较

（甲）厚朴麻黄汤　咳而脉浮者用之。

（乙）泽漆汤　咳而脉沉者用之。泽漆能使水气还归于肾，先煎久煎使其力缓厚，然后以和阳化饮复入其间，当归者归，当散者散，不似治水，不似治咳，而咳无不止，水亦无不行。

五、用法

（甲）同泻剂决壅泻实甚少　可与防己、大黄、葶苈、甘遂辈相合成方。

（乙）同补剂治因虚成水者居多　常与参、术、桂、苓、苡仁等治因虚成水。

六、治症特殊

此物治水肿，必兼喘咳、上气、小便不利，故为行水中返顾根本之剂。

七、维摩法语

水病皮肤热水与火同病，泽漆奏效奇。四肢面目肿，大腹水能医。五枝五叶，白汁白根，气味苦寒金土精，生水制水两义存。肤热大腹肢面肿，治理可喻于无言。又主丈夫阴不足，金生水气在高源。

养阴之品未必行水，行水之物大抵伤阴，泽漆行水不伤阴，水病及火此堪任。

能化气而不化血，治阴气不足如神，惟主丈夫，不治妇人。

使水气还归于肾，泻有余故不伤阴。《金匮》泽漆汤药，专治咳而脉沉。因虚成水者，补剂可佐；决壅泻实者，得此足珍。

甘　遂

一、经文便读

甘遂气味苦寒有毒，大腹疝瘕、浮肿面目，破癥坚积聚而消腹满，去留饮宿食而利水谷。

二、特效

专行着里之水，无间顽坚。能行停蓄泛滥之水，又能行徘徊瞻顾欲行不行之水。

三、比较

（甲）大承气　专主肠中燥粪，故宜枳、朴以推逐之。

（乙）大陷胸　专治心下水食，水食在胃，必兼破饮，故须甘遂。

四、特性

此物行水，径情直行，不稍留恋。泄利者不得用大黄，但仍可用甘遂。

五、维摩法语

着里之水，不论顽坚，一投甘遂，奏效如仙。

水气停蓄，泛滥纵横，徘徊瞻顾，欲行不行，甘遂直行不守，何难一服即平。

大承气主肠中燥矢，大陷胸治心下水食，燥矢必藉推逐，枳、朴可佐，水食必兼破饮，甘遂能治。

甘泄土气行隧道，水气流行宿积通，命名非偶，破逐有功。

大　戟

一、经文便读

大戟气味，苦寒小毒。主治蛊毒十二水，积聚急痛满在腹，中风皮肤之痛疼，呕吐气逆皆可除。

二、气味功能

味苦气寒，功专降泄。

三、主治

（甲）中风皮肤痛疼　其茎中空外达，故治中风在表难泄，而至皮肤疼痛者。

（乙）吐逆　风急则上冒，水满则上溢，水行风息，吐逆之根已拨矣。

四、维摩法语

苦寒汁白皮绿，金水木气相生。主治肿满急痛，十二水气不行。中风在表难泄，而至皮肤疼痛，大戟茎空外达，于法在所必用。风急则上冒，水满则上溢，风水为患而有吐逆，大戟苦寒降泄，立教水行风息。

芫　花

一、经文便读

芫花小毒，气味辛温，主治咳逆，咽肿喉鸣，杀虫鱼而痈肿可去，祛鬼疟而疝瘕亦平。

二、物理

此物花实在前，枝叶在后，具收藏于发放之先，是谓敛降为体，开解为用，故与肺合德，主肺病最多。

三、比较

大戟用根皮，治饮在表而兼吐逆，甘遂用根，治饮在里虽下利而不减，芫花用花，治饮横于上。十枣汤症，上吐下利，外为汗出，内仍心下痞鞕，引胁下痛，故三物并用之。

四、维摩法语

芫花能治肺病，与肺合德故然，枝叶在后，花实在前，是谓敛降为体，开解为用，具收藏于发放之先。

长于逐水泄湿，直达水窠囊僻，只可徐用取效，损元慎勿过剂。

花开赤白，气味辛温。禀金火，降心肺之气，花性向上，又复归根，故治喉鸣而咳，咽肿喘气上奔。辛温毒杀虫鱼蛊，且主鬼疟诸积门。

甘遂用根，芫花用花，甘遂治饮着于里虽下利不减，芫花治饮横于上，泛滥于肺家。若饮在表而兼吐逆，大戟根皮之用堪夸。遂、戟、芫可同用，十枣汤法无瑕。

商 陆

一、经文便读

商陆气味，辛平有毒，主治水肿，疝瘕痹熨，兼除痈肿，杀鬼精物。

二、物理

此物春生苗，夏秋开花，八九月乃采其根，故能导阳气以化阴邪，疏阴邪以导阳气。

三、特效

在决壅导塞，不在行水疏利。

四、功能

（甲）能直疏五藏，散水气　直疏者，谓由胸而腹，自心肺而及肝肾也。夫水阴也，肾纳五藏之阴者也，此物能直疏藏气以归肾，令水气消散。

（乙）能散成形之物于阴分　敷贴石痈，治腹中暴瘕及疝癖如石。

五、比较

（甲）大戟、甘遂取其苦降，能行逆折横流之水；商陆取其辛通，能行壅淤停蓄之水。

（乙）十枣汤大戟、甘遂同用，大陷胸汤、甘遂半夏汤、大黄甘遂汤三方用甘遂、不用大戟，而牡蛎泽漆散则用商陆之白花白根者，取其白花配辛味，以治肺肾，所谓上病下取也。

（丙）槟榔散主治石水，疏凿饮子主治阳水，同是阴邪为标，故均用商陆以化阴阳而治标阳水之本，由于阴虚阳不能化，而标病之甚者，乃阴邪也；阴水之本，由阳虚阴不能化，而标病之甚者，亦阴邪也。

六、维摩法语

商陆气味，辛平有毒。善于决壅导滞，辛通之功可悟。何谓直疏五藏，意谓由胸而腹，自心肺及肝肾，消水循此一路。春苗夏花秋采根，疏导阴阳岂无故，能散有形于阴分，敷贴痈癥效尤著。

水病阴邪在标，取用商陆最宜，阳水阴水均得用之。阳水本于阴虚，阴水由阳不支，阴阳之虚虽异，同为标阴病危，商陆决壅化阴阳，证异治同盍一思。

金土禀性，气味辛平。辛散土胜治水肿，气化肿消水自清。除痈肿而熨痹闭，主疝瘕且杀鬼精。

葶 苈

一、经文便读

葶苈辛寒，主治结气，饮食寒热，癥瘕积聚，破坚逐邪，水道通利。

二、物理

此物根白子黄，味辛气寒，恰合从肺至脾之用。萌芽于寒水，得润下之性，长茂于风木，具通达之能，收成于火令，擅速急之长。故从肺及脾，自上抵下，通达速急，效力至神。

三、特效

专治肿而且胀，上气喘逆。

四、比较

大戟、芫花、甘遂治汪洋四射、坚澼难下之水，而葶苈则治直上不下之水古人多以为葶苈能泄气闭。

五、维摩法语

葶苈苦泄逐水，又能辛散摧坚，主治在膀胱、肺经，泄可去闭此有为。寒水得令萌芽，润下之性偏强，长茂于风木，具通达之能，收成于火令，擅速急之长。

味辛气寒，根白子黄，故能从肺至脾，下水功莫与当。

肿而且胀，上气喘逆，水气在上，可主葶苈。

诸水坚澼四射汪洋，遂、戟、芫花主之相当，水若直上而不下，则为葶苈之专长。

巴豆

一、经文便读

巴豆辛温有毒，主治温疟寒热，去留饮痰癖，破癥瘕坚结，去恶肉而除邪，杀虫利水谷而开通闭塞。

二、功能

荡练五藏六府，开通闭塞。

三、特性

最能横行，复能直行。能横行，故首主伤寒温疟寒热；能直行，故继破癥瘕，结聚坚积，留饮痰癖，大腹水肿。

四、相畏

畏大黄水火不容，并用则为水火合烹，以峻逐垢污。

五、用法举例

（甲）白散　治寒实结胸　佐以气力单薄之贝母、桔梗，导其机而缓其势。

（乙）备急丸　治卒暴中恶　用大黄为牵制，用干姜以守中，不能发泄太过。

（丙）九痛丸与姜、附、人参同用，走马汤合以杏仁。

六、维摩法语

伤寒温疟寒热，首取巴豆横行，直行故破癥瘕，留饮痰澼亦清，大腹水肿，得之即平。

寒实结胸用巴豆，三物白散何所取？为导其机而缓其势，佐力弱之桔梗、贝母。

其治卒暴中恶，备急丸能奏功。用大黄为牵制，佐干姜以守中，不使发泄太过，其间妙用无穷。

九痛丸佐人参、姜、附，走马汤则合以杏仁，古方立法，精义入神。

蜀　漆

一、经文便读

蜀漆有毒，辛平气味，治疟寒热，咳逆上气，腹中癥瘕，坚痞积聚，兼治蛊毒，鬼疰邪气。

二、特性

其气恶劣腥臭，能治恶劣之气结而为病。

三、主治

凡人身恶劣之气聚而为病者，并能治之。

（甲）肺家之痰涎发为咳逆寒热。

（乙）肠胃间膜原之邪发为疟。

（丙）肝胆积聚，凝为腹中癥痞　其在上在中者以吐而除，在下者以利而解。

四、用法

凡用蜀漆，可以他药佐之，使吐且下。非痰非疟不用蜀漆。

五、相须

得云母专去阳邪依阴，得麻黄专开阴邪之固闭。

六、维摩法语

蜀漆腥臭恶劣，能治恶劣气结，非痰非疟勿用，此为真实要诀。其去病也，上吐下泄，病在中上以吐而除，病若在下一利而绝。故其佐使一言而决，吐利之品为其所悦，得云母专去阳依阴，得麻黄专开阴邪之塞。

气味辛苦而温，故治牡疟独寒，《金匮》蜀漆散，祛邪一服安。

防　己

一、经文便读
防己辛平，热气诸痫，风寒温疟，除邪利便。

二、物理
此物有黑纹贯于黄肉中，其用为治水侵于脾。其味辛主通，气平主降，根白象肺，肉黄象脾，纹黑象肾。其纹象车辐之解，内自中出，外不及皮，其义为病，自肾出外抵肌肉。

三、经旨
主风寒温疟热气，犹言但治此病之热气，以明倘有他气，当更兼他物以治之。又云主诸痫邪气，犹言但能为此病除邪，以明若有他故，亦当更兼他物以治之。又云利大小便，犹言此热此邪用此物治，不从汗泄，不从吐越，必从大小便而出也。

四、主治
（甲）温疟　得之于冬中于风，藏于骨髓之间，因遇大暑，邪气与汗皆出，此病藏于肾，其气自内出于外内自肾外及肌肉。

（乙）诸痫　阴痫病在五藏，内在骨髓。其卒倒无知者，肾气上凌所致也；手足搐搦者，肾气挟带痰涎上蒙乎心，外贯血脉所致也亦为内自肾外及肌肉之病。

五、比较

下列二症，因其一有痞坚，一有腹满，乃脾病之见症，故得用防己。

（甲）木防己汤　主膈间之支饮。其症脉沉紧，面色黧黑，乃病根于下之徵，故用芒硝。

（乙）己椒苈黄丸　主肠间之水气。其症口舌干燥，乃病及于上之验，故用葶苈。

六、治症举例

凡水饮等病，在经脉肌肉者多虚，在胸膈肠胃者多实。在胸膈者犹实中之虚，惟在肠胃乃为实中之实。下列各方分治虚实寒热，最宜细玩。

（甲）防己黄芪汤、防己茯苓汤用芪术，木防己汤用人参。

其症虚而挟热，惟其虚与热，斯飘于外、举于上，故得用芪、术、人参。

（乙）己椒苈黄丸用椒目　其症实而挟寒，惟其实与寒，斯着于内、沉于下，故得用椒目。

七、维摩法语

防己纹黑象肾，其肉色黄象脾，辛平根白，象肺何疑。其纹又象车辐之解，内自中出，外不及皮，故主病自肾出外抵于肌。防己特效，泄热除邪，引从二便出，经旨认无差。辛平禀秋金之气味，茎空具车辐之根纹，故能启水上达，通经络而解温疟、诸痫之纷，行气清热调肺，便行大气氤氲风痹、诸水为患害，防守己土胜三军。

温疟邪在于肾，大暑与汗皆出，阴痫病在五藏，其根亦在于骨，猝倒无知肾凌心，搐搦肾带痰涎布。二症均属于肾，内发外及肌肉，治以防己多验，个中消息可悟。

防己治水，法在外疏，水饮在胸膈肠胃多实，水饮在经脉肌肉多虚。在胸膈者，实中犹有不足，惟在肠胃，纯实症属有余。虚而挟热，防己与人参、芪、术同用，虚而挟寒，椒目佐防己、苈、黄能除。

木防己汤主支饮在膈，己椒苈黄治水气在肠；其症面黑脉沉，用芒硝治下为合，其症口干舌燥，以葶苈治上最良。何以均主防己，脾家见症宜详，一有痞坚，病由己土，一有腹满，责在中央。

防己地黄汤症，妄行独语不休，其病得之大恐，上焦气闭有由经云：恐则精神却，却则上焦闭，闭则气还，还则下焦胀，故气不行。用防己逐肾气之逆行者，使通且降防己逐肾气之贯于肌肉血脉者，使顺其道而通且降，以地黄益精髓之已却者，则胀自瘳。以补为行用地黄以补为行，以行为补防己以行为补，神明变化，立法何周。

黄 芩

一、经文便读

黄芩苦寒，肠澼泄利，主诸热与黄疸，逐水而下血闭，恶疮疽蚀，火疡亦治。

二、物理

此物中空色黄，合乎土金之德。其生苗布叶开花成实，皆当阳盛之时，则其性属阴。其气薄，其味厚，又为阴中之阳。气薄则发泄，味厚则泄，故不为补剂而为泄剂。

三、功能

能清气分之热，亦治血分之病，能治在表之热，又治自里达外之热。泄肺家气分之热，泄肠胃中水谷湿热，凡气以热滞、血缘气阻者，惟黄芩能治之。

四、特效

泄火益气利肺，专主上焦，阳中之阴。惟下焦阴中有阳而气生，故阴恒由命门以升，上焦阳中有阴而气化，故阳恒由膻中以降。

五、主治

主诸热、黄疸、肠澼、泄利等阳实为病，上焦阳实阴虚则气无由化，气不化则热阻生湿，而为泄澼黄疸矣。

六、宜忌

肺家气分实热，及血病由于气者最宜。凡肺热属气虚者忌用。凡气分有余，挟热攻冲他所者，用黄芩乃为的对。凡他所自病不系热气攻冲者，则不可服。

七、功效所在

（甲）治气分之热为专功，大肠次之。

（乙）治心胃之热者，由肺而推及之，清小肠膀胱者，又因心胃既治而推及之。

（丙）治血即是治气　上焦阳中之阴治，肺得降阴于心，血分之源竣矣。源既浚则流自清，故血闭、淋露、下血，自无不愈矣。

八、用法举例

（甲）治气分热结，宜与柴胡为耦　柴胡能开气分之结。

（乙）治血分热结，宜与芍药为耦　芍药能开血分之结。

（丙）治湿热阻中，宜与黄连为耦　黄连能治湿生之热。

（丁）阴虚气盛，热自内出者，黄芩亦能治之。

（戊）凡肺经气分之热，昼甚于夜者，非黄芩不治。

（己）疸证非一身面目悉黄者，不得用芩　气主周身，无处不到，凡病有彼此不相侔者，必非气分之病，即不得用黄芩，以其专主气分之热也。

（庚）泄利无热者，不得用黄芩。

九、维摩法语

黄芩中空色黄，是为土金合德，气薄则发，味厚则泄，能治血分之病，专消气分之热，血病由于气热者，非此不治，邪热自里达外者，尤不可缺。

枯芩入肺，条芩入肠，入肺者清上焦之火多效，驱肌表之热尤良，清咽利膈消痰，允推独到专长。入肠者主赤痢、便秘、便血，清下焦之热如仙，胎因火动不安，酌佐砂仁、白术，肠因火滞为疼，可加厚朴、黄连。

肺热气虚勿用，肠实为病堪任，大能泄火，利肺益气，专主上焦阳中之阴。盖上焦阳中有阴而气化，故阳恒由膻中以降，惟下焦阴中有阳而气生，故阴恒由命门以升，黄芩清肺，特效殊能。

治气分热结，柴胡宜佐；解血分热滞，芍药同行。治湿热阻中，合黄连则效；治邪热昼甚热在气分，主黄芩即平。周身发黄，延及面目者必用；阴虚气盛，热自内出者能清。

《本经》主诸热，经旨妙义长。以其治表里俱热，邪气泄自小肠。同玄参治喉间腥臭，佐黄连治诸痛疮疡。夏月用之，除脾家湿热；产后取之，以养阴退。苦寒伤脾胃，肺虚切勿尝恐损其母也。

黄　柏

一、经文便读

黄柏苦寒，肠胃结热，疗黄疸与肠痔，主五藏而止利泄，兼治女子阴伤蚀疮，漏下赤白。

二、物理

凡草木之根成球结块者，其气必向下，纵苦寒而不泄，凡物之苦寒不泄者，其性必燥，能搜剔隐伏之热。黄柏根结如茯苓，皮色鲜黄，味苦气寒性燥，故其为治能使在内之伏热解，而肌肉九窍之病无不尽除。

三、经旨

《本经》云，"主五藏肠胃中结热"，当作五藏之热结于肠胃解。

四、主治

肠痔泄利，女子漏下赤白，阴阳蚀疮。均系九窍之病，所谓："九窍不和，乃肠胃之所生病也。"

五、功效

色黄入胃，气寒胜热，性燥已湿，故善解湿热之为病于肠胃，其源之自五藏来者，能清其流，之及九窍者皆罢。

六、用法

用黄柏以治热，必虚而挟湿者始为当。九窍之病，本于肠胃，若肠胃之热非五藏所移，则禁用黄柏。

七、维摩法语

黄柏苦寒不泄，以其根似茯苓。性善搜幽隐，肌肉九窍热停，五藏热结于肠胃，此能消散于无形。何以能治九窍，以九窍不和，乃肠胃之所生，肠胃之热非五藏移者禁用，九窍之病，本于肠胃虚而挟湿者能平。

苦寒味厚而降，理血专入肾家，三焦实火必用，三阴湿热可加，走至阴而泻阴火，虚火误用则差。

清热燥湿，惟治有余，阳明表里上下包括肌肉九窍，湿热为病皆除。黄为燥金之色，主治其以是欤。

伏火胃蒸烦渴，胃火呕哕蛔虫，伤风热痢下血，二便淋结不通，口疮喉痹痈疡，痿躄湿热交攻，凡此统主黄柏，苦降寒泻多功。

阴火上炎酒制，盐炒下焦火狂，虚火盐酒炒黑，中焦痰炒用姜，姜汁炒黑治湿热，附子汁炒主戴阳。

黄 连

一、经文便读

黄连苦寒，主治热气，目痛眦伤而泪出，肠澼腹痛而下利，妇人阴中肿痛，久服不忘善记。

二、物理

此物至苦，苦属火热，而反至寒，则得火之味与水之性，故能除水火相乱之湿热病。

三、得名

其根株丛延蔓引相属，有数百株共一茎者，故名连；其治多蔓延淹久之症，新病不得用之，故名连。

四、功能

苦寒而燥，能消心火，除湿热。

五、经旨

黄连主五藏冷热，久下泄，澼脓血。凡泄澼脓血之未久者，及久而但关于五藏之冷，不关于五藏之冷热相兼者，均与黄连不宜。

六、主治

（甲）热气目痛，眦伤泪出，目不明　湿热在上。

（乙）肠澼腹痛下利　湿热在中。

（丙）妇人阴中肿痛　湿热在下。

七、用法举例

（甲）湿热，湿症急者可用，缓者不可用，盖湿缓者热不盛，热不盛则恶黄连之气寒。热症缓者可用，急者不可用，热急者湿不盛，湿不盛则恶黄连之性燥。

（乙）血热　惟气分之热涉及血者可用，血分自生热者不可用。血似水而性主流动，黄连之寒恐其凝血，而其燥又恐涸血。

（丙）冷热相兼　冷多者为泄，热多者为澼，澼甚为脓血，冷轻为痰饮。如乌梅丸之治久痢脓血，干姜芩连人参汤之治寒格吐下，白头翁汤之治热利下重，小陷胸汤之治饮滞停中，皆有藉于黄连。

八、特效

（甲）亦补亦泻　其味苦，苦为火之本味，即以其味之苦而补之，而寒能胜火，即以其气之寒而泻之。《金匮》治心气不足而吐血者，取之以补心；《伤寒论》治寒热互结为痞，取之以泻心。

（乙）调胃厚肠。

一、调胃　胃体广大，容垢纳污，虽有所留，亦未必削及脂膜，故但以和其中之所有，边际自不受伤故曰调。

二、厚肠　肠势曲折盘旋，湿气留聚，湿阻热益生，热阻脂膜亦消，去其所阻，则消烁之源绝，而薄者厚矣。

（丙）泻心火　五泻心汤　心之为体，于卦象离，若被邪逼，则外阳内伐，内阴沸腾，故宜泻之以救阴。

（丁）止呕吐　诸逆冲上，皆属于火。黄连苦降胃火，则呕逆自平。

（戊）治消渴　凡积久饮酒，致成消渴者，可用黄连，其他消中、肾消，均与黄连不宜。

九、古方示范

（甲）半夏甘草生姜三泻心汤治阴邪未化者，用干姜、半夏、生姜振散阴霾，以廓清心之外邪，用人参、黄连养阴泄热，以安扰心之内讧。

（乙）大黄黄连附子汤<small>治阴邪已化者</small>　阴不逼心阳，则在内之拂乱略定，惟在外之邪气尚阻，宜二黄之泄热逐邪，其恶寒汗出者，在上之阴邪才化，而在下之阴气复逆，故轻取二黄之气以荡热除秽，重任附子以追逐逆阴。

（丙）以黄连为温剂中之寒药者，有黄连汤；为补剂中之泻药者，则有黄连阿胶汤。

十、维摩法语

黄连苦寒，水润火炎，治久下泄澼脓血，主五藏冷热相兼。其治湿热，奏效如仙。惟主久病，故名曰连。

清心除热，苦燥气寒，燥涸血而寒凝血，惟气热涉及血分者可用，苦燥湿而寒清热，非热缓湿急者勿餐。妇人阴肿，湿热在下，肠澼腹痛，湿热在中，目痛眦伤泪出，上部湿热交攻，凡此统主黄连，分解湿热多功。

味苦大寒，阴中微伤，清肝凉血，调胃厚肠，专泻诸火，解毒尤良。

苦为火味，以味补心，心有火邪，寒泻义深，补泻同时，耐人味寻。

至苦而反至寒，水火同具妙绝，以苦燥湿，以寒除热，水火同治，一举两得。《金匮》治心气不足而吐血，取其补,《伤寒》疗寒热互结而痞满,取其泻。

黄连所治消渴,饮酒积久而成。何以又治呕吐,苦降胃逆自平。

心体象离,邪逼则蒸,外阳内伐,内阴沸腾,黄连泻心,救阴足称。诸泻心法,妙用无穷,二姜、半夏能振散阴霾,以廓清心之外郭,人参、黄连则养阴泄热,以安扰心之内讧。至于二黄附子,其荡热逐阴亦同。

同木香治痢,佐吴萸泻肝。合花粉治热痰烦渴多效,配枳实除宿食火胀不难。心火兼挟肝邪,佐当归立教疾已;下痢胃口虚热,合人参可使加餐。

久服不忘《本经》云:久服令人不忘者,以苦入心即能补心也,此义谁知,皇皇圣训人多忽,补泻同行悟坎离,目痛下利妇阴肿,水火相乱悉能医。

栀　子

一、经文便读

栀子苦寒,五内邪热,酒疱齇鼻,癫疾赤白,又主疮疡,面赤胃热。

二、物理

此物味苦气寒,禀性严肃,而开花结实于阳气极盛之时,故其体阴而用则阳。凡苦寒之物能下能坚,惟栀子反使坚结者解而上出，火空则发之义也，故并作涌泄之剂。

三、宜忌

五内邪气、胃中热气为病者宜之，五内寒邪、胃中虚热者忌用。五内邪气、胃中热气结而未实者，宜栀子以分解之，已成燥坚者则非所宜矣。

四、特效

主治色变栀子有色，故主色变，与茜草、红花、苏木色赤而治血者相同。

（甲）主面赤、酒疱、齄鼻、白癞、赤癞。

（乙）治黄、敷伤　伤之浅者，未及筋骨，敷之使火不生而气行，无变赤变紫之咎，而现青黑之色。

五、治症举例

（甲）热邪烦懊症　栀子豉诸方之用栀子，乃取其于土中收清肃之气以胜之于烦懊之火，是化之而非折之。

（乙）湿热成黄症　茵陈蒿汤、栀子大黄汤及大黄硝石汤之用栀子，是取其于郁中鼓畅发之气以开之，则栀子于黄疸之火，是畅之而非泻之也。

（丙）栀子治烦　栀子所治之烦，必系误治以后，胸中烦满而不硬、不下利者方为合剂。

六、禁忌

病人旧微溏者，不可与服。栀子于湿热燥得令时，反能畅茂条达，而叶本青黑，于寒与风得令时，则萎缩黄瘁，故中寒中虚者服之，其气必萎败，而下利更甚也。

七、维摩法语

栀子苦寒，体阴用阳，热结未实，主之相当。

苦寒之物能下能坚，栀反解结上出而宣，可为涌泄之剂，火空则发故然。

红茜、苏木，色赤治血，栀治色变，以其有色。治黄敷伤主面赤，酒疱、齄鼻、癞赤白。

栀治疸懊，取义各别，其治黄疸之火，取其于郁中鼓畅发之气以开之而非泻；其治烦懊之火，取其于土中收清肃之气以化之而非折。

治烦诸方，立法不同小建中治烦悸，小柴胡治烦呕，瓜蒂散治烦满，黄连阿胶治烦不得目，猪肤汤治下利咽痛胸满心烦，乌梅丸治得食而呕又烦，桂枝汤治解后复烦，白虎汤治烦渴。

栀主误治以后，烦满恰在胸中，满而不硬、不下利，方为合剂可收功。

病人旧有微溏，以其中寒中虚，服栀其利更甚，生气萎败无余，盖栀子于风寒得令之时，则萎缩黄瘁而萧疏。

苦寒轻浮象肺，色赤心热能消，气浮极易动吐，炒黑专泻三焦，治目赤疮疡效速，主五疸五淋力饶，热厥心疼必用，吐衄血痢亦调。

留皮除热在肌表，去皮却热在腹心，炒黑尤清肝胃，解郁止血堪任。

佐茵陈除湿热黄疸，合香豉除烦躁不眠，服末治吐立止，吹鼻治衄如仙。

除烦满可加厚朴、枳实，治呕哕则佐陈皮、生姜。心胃久疼，合生姜汁最妙，疼因血结，同延胡索尤良。

其花六出，水之成数，其色黄赤，火之光华，交水火且主肌皮热毒，解蕴热功在阳明胃家。

知　母

一、经文便读

知母气味，苦寒无毒，主治消渴热中，下水而补不足，兼治肢体浮肿，益气而邪可除。

二、物理

此物味甘而苦，苦复兼辛，虽苦居其胜，然以甘始、以辛终，且其四月花，则气畅于火，八月实，则气孕于金，故入肺胃气分。

三、功能

益阴清热，止渴下水。

四、主治

主消渴热中，除邪气肢体浮肿，下水。其根白色，叶至难死，是为具金之色，禀至阴之性，与土相决。惟其具金质而与土浃，故阴气有余，遂能生水，此其入肺肾胃二藏一府，为不可易矣。

五、特效

治渴、治水，治水仍是治渴。寒热外盛，邪火内着，渴而引饮，火气不能化水，水遂泛滥四射，治以知母，是泄其火，使不作渴引饮，水遂无继，畜者旋消。由此言之，仍是治渴，非治水也。

六、维摩法语

知母甘辛而苦，清热下水益阴，四月花则气畅于火，八月实则气孕于金，故入肺胃气分，物理耐人味寻。根白叶至难死，至阴性与土亲，入肾兼入肺胃，除邪解解渴如神。

外热邪火内着，火不化水故渴，知母泄火，热渴不作。

苦辛气寒，性降而沉，退有汗之骨蒸，泻无根之火淫，上清肺热而除烦，下润肾燥而滋阴。黄柏入血此入气，多服损脾害亦深。

贝　母

一、经文便读

贝母气平，具有辛味，伤寒烦热，淋沥邪气，乳难金疮，疝瘕喉痹，性主阳明，风痉亦治。

二、功能

善横解心胸间郁结之疾　肠胃善病阳郁，郁则成燥硬，心胸间善病阴郁，郁则聚涎唾。

三、特效

专治涎唾涎唾乃已为肺化而不宣布之物。贝母开解郁结，能使清者归清，浊者归浊，护清而不留浊，去浊而不伤清。

四、主治

（甲）伤寒烦热淋沥　心胸间聚涎唾，阴不下降也。

（乙）喉痹　咽嗌间聚涎唾也。

（丙）疝瘕　涎唾自心胸阻任脉之行也。

（丁）乳难　涎唾聚心胸，督脉不得阴以灌溉也。

五、古方示范

（甲）三物白散　护其清者，不使巴豆劫烁无馀。

（乙）当归贝母苦参丸　分其浊者，随苦参而泄入于下。

六、维摩法语

贝母轻能入肺，辛散苦降寒清，善解心胸郁结，消渴痰热皆平。

肠胃间善病阳郁，郁则成燥硬，心胸间善病阴郁，郁则聚痰涎，贝母专治涎唾，横解郁结如仙。

涎唾究为何物，水为肺化未宣。贝母善分清浊，护清而浊自捐。

伤寒烦热淋沥，涎聚阴不下行，涎唾聚于咽嗌，喉痹因是而生，疝瘕任被涎阻，乳难精不归冲，风痉督无阴润，涎唾阻聚于胸，凡此贝母统治，横解邪不能容。三物白散用贝母，护清不使巴豆劫，当归贝母苦参丸，分浊令随苦参泄。

治妊妇小便难出，得苦参当归为良，同连召治项下结核，佐青黛治人面恶疮。

天 冬

一、经文便读

天冬气味甘平，主治诸暴风湿，疗偏痹而强骨髓，杀三虫而去伏尸。

二、特性

能收功于阳气最横绝无忌惮之所。其质柔润，其性滋腻，与肾为最宜。

三、功能

滋柔滑泽，流行条畅，无梗不拨，无塞不通。

四、主治

（甲）暴病 诸暴风湿偏痹天冬滑泽通达，能导正气逐邪气，故治之。

（己）久病 伏尸三虫 热搏气阻，肺肾阴虚，天冬能滋其涸，清其热，故治之。

五、物理

天冬挪根入汤，可以浣缣素令洁白，故凡为火热燥湿染而为患，咸可属天冬浣之。

六、效能所及

在肺则保定肺气，在肌肉及骨则主诸暴风湿偏痹养肌肤去寒热，在肠胃则杀三虫去伏尸，在膀胱则利小便，在髓则能强之。此物柔润滋腻，于肾家所主之髓，最能效力，在肺能为之除病而已，不为补剂。

七、用法

（甲）外感　始传热中，末传寒中，故用天冬，不厌其早。然外感恶寒尚在者，则非天冬所宜。

（乙）内伤　初耗其气，继耗其精，故用天冬，不厌其迟。然内伤阳气委顿者，亦非天冬所宜。

八、维摩法语

天冬苦平，与肾最宜，流行条畅，滑泽柔滋，阳气横逆，惟此能医。

禀性清滋通达，故主偏痹暴风，善解热搏气阻，又治伏尸三虫。内伤用之宜迟，然阳气委顿则忌；外感用之宜早，若恶寒尚存无功。

天冬善保肺气，火热燥湿咸宜，诸暴风湿偏痹，治在骨肉肌皮，在膀胱小便能利，在肾藏骨髓能医。

苦平入肺，兼通肾气，降火清金，水源受益，骨蒸劳热能除，肺痿肺痈亦治，又主足下热疼，骨痿难于行立。

同参、芪定虚喘，合麦、地疗吐红，热淋可解，痰嗽多功。

命名天冬，取义何当，以其禀少阴水精，而上通太阳，气味苦平入心肺，从阴达阳用无方。

麦 冬

一、经文便读

麦冬甘平，心腹气结，伤中伤饱，胃络脉绝，又主羸瘦短气，久服轻身可得。

二、特效

最养胃阴，为虚劳之要药。其祛热惟以清和之性，润泽之质。能回阴燥，通脉气，使亢阳得依于阴，逆气得入于经。

三、功能

能提曳胃家阴精，润泽心肺，以通脉道，以下逆气，以除烦热强阴益精，补心气不足，保定肺气。知饥不能食者，胃阴伤也，惟麦冬能治之。

四、物理

麦冬质柔而韧，色兼黄白，脉络贯心，恰合胃之形象。其一本间根株累累，四旁横出自十二至十六之多，则有似乎与他藏府脉络贯注之义。其叶隆冬愈茂，青葱润泽，鉴之有光，则其吸土中精气上滋茎叶，绝胜他物可知。其味甘，甘中带苦，又合从胃至心之妙。其甘苦之味，润泽之质，由胃至心，使脉气流经，经气归于肺，故胃得之而能输精上行，自不与他藏府绝，肺得之而能敷布四藏，洒陈六府，结气自尔销熔，脉络自尔联续，饮食得为肌肤，谷神旺而气随之充也。

五、经旨

胃络脉绝。此语当以仲景：胃气生热，其阳则绝为解。盖心腹既有结气，则输送之机更滞，是以中气无权，不患伤饥，每为饱困，由是胃气益盛，孤阳生热，渐致脉络不与心肺相通，则食入不得为荣，形瘦气短，诸恙丛生矣。

六、比较

（甲）芩连　上焦之热，因阳盛致阴虚者，直攻其阳之盛而阴自复，可以芩连之属治之。

（乙）麦冬　上焦之热，因阴虚而致阳亢者，非麦冬不治。

141

七、维摩法语

麦冬甘平，心腹气结，伤中伤饱，胃络脉绝，又主赢瘦短气，久服轻身可得。

其味甘苦，其质润泽，由胃至心，和阳通脉。

虚劳要药，最养胃阴，能回阴燥，润泽肺心，除烦下气，通脉堪任。

知饥不能不能食，责在胃阴伤，一味麦冬，治之最良。

气结伤中伤饱，胃阳偏盛生热，心肺不与胃通，有似脉络断绝，麦冬润泽滋胃，脉气流经不结。

麦冬强阴益精，除热以其清滋。上焦之热，因阳盛而致阴虚者，非芩连不治；上焦之热，因阴虚而致阳亢者，惟麦冬能医。一本横生，根络如麻，解结通络，心贯如车，阴中有阳，去心则差。得阳通阴为妙，但知去热可嗟，功在甘润补胃，土旺资益肺家。

咳唾衄血能治，肺痿肺痈亦平。甘苦气寒，故主肺燥、痰结喘嗽；阳明本药，故疗经枯、乳汁不行。

栝　蒌

一、经文便读

蒌根苦寒，消渴身热，补虚安中，烦满大热，阴络有伤，能续其绝。蒌仁用治胸痹结胸，以其能开胸前之结。

二、气味功能

气味苦寒，能治火热，体质濡润，能治燥涸。能治热燥，故有天花之名此物却热润燥，皆益液之功。

三、物理

其根入土最深，且能久在土中，生气不竭，而味苦性寒，恰有合于脾藏之德，故能治脾阴不足之病　草木之根性上行，实则性复下降，栝蒌结实之时，根粉尽消，结实既成，根复生粉，故能升能降。

四、主治

（甲）止渴　脾气散精，上归于肺，故不渴。

（乙）除肠胃中痼热　肠胃皆隶于脾，脾阴效用，热乌能留。

（丙）通月水　脾胃阴虚血涸，或因热结不流，得此凉润之剂，自然涸者滋，结者解，不通者而能通。

（丁）疗短气肺阴虚、止小便利肺火盛则小便　利此皆由脾不散精上归于肺所致。

五、比较

（甲）蒌根　能启脾家阴津上潮，不能使肾家阴津灌注，止能益液，而不能浚其源。凡阴虚火炽，肺肾津液不相交济而口渴者，宜用根根主升，升即寓补。

（乙）蒌实　能导痰腻下降，凡火与痰结于阳位，不纯乎虚，亦不纯乎实者，蒌实皆能裹之而下。故治结、治痛、治痹、治逆呛，宜用实，实主降，降即寓泻。

六、维摩法语

栝蒌能升能降，实降根则上行。结实之时，根粉尽消，结实既成，根粉复生。

气味苦寒，治热必用；体质濡润，治燥堪夸。兼主热燥，故名天花。功能益液，治在脾家。

其根入土最深，且能久藏土中，苦寒气足与脾合德，脾阴不足服此多功。

止渴且止小便利，并治短气奏功宏。诸证皆缘肺燥，栝蒌助脾散精，肠胃皆隶于脾，其中热痼亦清。

蒌根启阴上滋，蒌实导痰下行。根主升，升即寓补，故能治阴虚火炽，肺肾津液不消；实主降，降即寓泻，故凡火与痰结，痛痹逆呛能平。

散跌扑瘀血，能消肿排脓，清金降火，治在心胸。

牡丹根皮

一、经文便读

丹皮辛寒，主治寒热，中风则瘛疭及惊痫，邪气留肠胃为宅舍，疗痈疮而安五藏，除癥坚而消瘀血。

二、气味功能

味辛则通，气寒则降，是以不为补剂而为通剂。凡火结不行者，丹皮能开解之。

三、物理

心为牡藏，牡丹色丹属心，气厚味薄，为阳中之阴。心者体阴用阳，其所主血脉，牡丹能入其体，调其用，宣通其所主，故为心家专药。

四、特效

善除寒热。凡血之所至气必至焉，血不宣则气亦壅，气壅则不能卫外而为固，于是阳与阴相争，气与血相薄而为寒热，血宣气行，外入者不解自去，此丹皮之特效，鳖甲煎丸所由取重也。

五、主治

专治风热中于血分，又能行血中久涸瘀结，虽至化脓亦所擅长。

六、比较

丹皮、桂枝同入心，通血脉中壅滞。惟桂枝气温，善通寒滞；丹皮气寒，专除热结也。

七、经旨

除癥坚瘀血，留舍肠胃。癥坚瘀血有舍于藏府之隙者，有留于经络之交者，不能尽在肠胃，惟在肠胃者为牡丹所主，故经文云云。

八、用法

（甲）用以除癥坚瘀血　癥瘕在胃，必妨饮食，在小肠必妨溲溺，在大肠必妨大解，气血既结，则不能流动之气血聚而归之，故腹中既有形，兼呕血者、溺血者、下血者皆为牡丹所宜，以此类推，百无一失。

（乙）痈脓涉及肠胃者可用　《金匮》《千金》用之以治肠痈。

（丙）心肾不交、膀胱之化隔碍不行者必用　肾气丸用之。

九、古方示范

金匮肾气丸治小便不利或小便反多。夫肾兼畜水火，火不宣则水不行，水不行则火益馁，于是不行之水郁而生热，益馁之火暗而不然，水中有热则小便反多，火中有寒则小便不利，水中有热，火中有寒，非丹皮色丹气寒味辛苦者孰能治之此方以丹皮佐地黄者，盖恐水中之火延留，佐丹皮泻阴中之阳，则地黄之用更神也。

十、维摩法语

牡丹辛寒，能降能通，色丹属心，入其体中。宣其所主心主血脉调其用其用为火，泻热消瘀第一功。

何以善除寒热，开结而和阴阳，外邪失其依附，不解自亦远扬。又主血分风热，癥瘕留舍胃肠，久瘀坚结能解，化脓亦所擅长。

胱，乃肾气九方之精要。

水中有热小便多，水中有寒小便难，丹皮气寒味辛苦，用以治此法可观。以能入阴泻阳热，佐地养阴水更安。

凉而能散，以其辛寒，略同芍药，功在疏肝，无汗骨蒸，得之即已，血崩经后，误服大难。

茵陈蒿

一、经文便读

茵陈气味苦平微寒，热结黄疸能已，湿热风寒亦安。

二、物理

此物新叶因陈干而生，清芬可以解郁热，苦寒可以泄停湿，故能治湿热为患之黄疸。

三、主治

新感之邪为素有之热结成之黄疸。新邪并宿热，无疸不茵陈。

四、比较

（甲）茵陈蒿汤症。外热：但头汗出、小便不利，内热：腹满。

（乙）栀子柏皮汤症，有外热无里热。麻翘赤豆汤症，有内热无外热。小建中汤症，小便自利。小柴胡汤症，腹痛而呕。小半夏汤症，小便色不变而哕。桂枝加黄芪汤症，脉浮。栀子大黄汤症，心中懊恼。硝石矾石散症，额黑晡热。

五、维摩法语

新邪并宿热，无疸不茵陈，清热导湿，此药足珍。

苦寒故泄停湿，清芬可解郁蒸，疸因湿热为患，故其奏效堪称。

黄疸为病，辨症非易，内热腹满，外热亦急，但头汗出，小便不利，茵陈蒿汤，收功可必。

气寒而味苦，入脾、胃、膀胱，利湿清热，专治疸黄。主痰火湿热泻利，治寒热疟疾亦良。

苦 参

一、经文便读

苦参苦寒，心腹结气，黄疸痫疟，癥瘕积聚，逐水补中，明目止泪。

二、物理

此物本乎土，故根色黄而三五并生，受疏于木，故干茎独而色青。

三、气味功能

味苦气寒，能除附水之火，且复借肝之疏成土之防，而为水之治。其治水以收摄为流通。

四、特点

此物非利水，亦非摄水，而正与利水、摄水同。

（甲）摄水　使水不为患于他处，是功同摄。湿热生虫者，以苦参汤洗之，此摄水之效。

（乙）利水　使水归脾统领，复其输泻之常，是功同利。妊娠小便难，当归贝母苦参丸主之，此利水之效。

五、主治

下列各症皆由于土之不能防水所致，苦参除附水之火，又借肝之疏成土之防，故并治之。

（甲）癥瘕　血被火结。

（乙）积聚　津被火结。

（丙）痈肿　液被火结。

（丁）黄疸　湿被火结。

六、维摩法语

苦参性本乎土，根黄三五并生，又因受疏于木，独茎色青而荣。味苦而气复寒，附水之火能清，疏土成其土防，摄水不使纵横。

少阴肾经专药，苦寒沉降纯阴，治大风痈疽疮疥，降心腹结气邪深。

湿生虫，热生风，苦参燥湿而除热，故善治风而杀虫。清热燥湿，功同黄连，泻小肠火，是其所专。

借木之疏，成其土防，摄水利水，是其兼长。使水不为患于他处，收摄如故；使水归于脾之统领，通利复常。古方苦参作汤，洗湿热生虫，摄水可验。当归贝母苦参，治妊娠溺难，利水有方。癥瘕血为火结，积聚津被火伤，痈肿液为火结，黄疸湿被火戕，凡此水之受祸，由于土不能防，防水且治附水之火，惟苦参独到专长。

白　薇

一、经文便读

白薇气味，苦咸而平。主暴中风而身热肢满，心忽忽而不知人。并治狂惑邪气，寒热痠疼，温疟洗洗，有时而兴。

二、特效

其味苦咸，有降无升，阳气浮越失据者宜之。

三、物理

此物根似牛膝，柔软易曲，故能导阳下返。《尔雅》名之曰春草，可以知其透发虽微，而能弭大乱也。

四、主治

（甲）暴中风，身热、肢满、忽忽不知人　此由身汗过多乃至血少，气并于血，阳上而不能下，气壅塞而不行，故身如死状，气过血还，阴阳复通，故移时方寤，名曰郁冒，亦名血厥，妇人多有之。

（乙）邪气寒热痠疼　汗出后受湿也。

（丙）温疟洗洗，发作有时　汗出热乃盛也。

五、用法举例

仲景竹皮大丸，治妇人乳中虚，烦乱呕逆，有热者倍用白薇。许叔微白薇汤，治郁冒。

六、维摩法语

白薇苦咸，有降无升，阳气浮越失据，服此多验可徵。根似牛膝，易曲而柔，导阳下走，捷于水流。命名春草，取义有由，透发之力虽微，弭乱之功则优。

暴中身热肢满，郁冒昏不知人，妇人多有此疾，白薇汤药如神。

白薇能治温疟，洗洗发作有时。邪气寒热酸疼，亦能奏效何疑。仲景竹皮大丸，热加白薇可师。

气味苦平咸降，扶阴抑阳，主治妇人诸疾，淋露中伤。咸平而苦，独号春生，启天水之精气，随春气而上行。太阳阳明禀气，主治风热外呈。温疟发作有时，寒水透达可清。金水周内外，酸疼狂惑平。

瓜蒂　附　瓜瓣即瓜子

一、经文便读

瓜蒂气味，苦寒有毒，主身面四肢浮肿，下水气而杀蛊毒。又主咳逆上气，及诸病之在胸腹。功兼吐下，虚人慎服。

二、物理

凡实之吮抽津液惟瓜称最，而吮抽之枢惟蒂，是以瓜蒂具撤上撤下之用。乃蒂味苦而瓜本甘，以见中枢之所以别于上下内外，诚涌泄之宣剂、通剂也。蒂之苦其气本于火，瓜之寒其气畅于水，观其末大本小，可知厚孕乎水气，火原在水中。

三、功能

以苦达甘之用，先达水以至火，复达水以至土，火能达风热俱散，水能达寒湿俱散。土备四气，而以水为用。

四、维摩法语

瓜最吮抽精液，蒂为吮抽之枢，故能撤上撤下，宣通内外所须。

蒂苦瓜寒，本小末大，厚孕乎水，水中火在。蒂之苦其气本乎火宫，瓜之寒其气畅于水界。水火为用，土气无碍，瓜蒂以苦达甘，其义尤所当明，土备四气，上下纵横，水能达则寒湿俱散，火能达则风热俱清。

瓜子依于瓢内，瓢溃子终得全，故于气血腐败，使其生气绵延，脾胃肠壅要药，并治痰黄如煎。

薏 苡

一、经文便读

苡仁甘寒，久风湿痹，筋急拘挛，轻身益气，除筋骨邪气不仁，利肠胃消肿能食。

二、物理

薏苡作穗结实于插禾之前，而采掇必于获稻之后，冲冒湿热以成其体，饱吸秋肃以炼其质。惟其久而成就，是以专治渐积而致之病。此物气寒味甘，是水土合德，乃结实于盛夏，是润下之气还就炎上，而采实于秋末，是热浮之气反归凉降。故其为用有合于脾，达地气而后不病于湿之化热，更合于胃，达天气而后不病于热之化湿脾不上升，湿盛化热，肺不下降，热盛生湿。

三、功能

益气除湿，清热健脾。脾之不健，多困于湿，苡米健脾，惟使脾肺肾之气得畅，使湿不留而已。故除湿即能清热，所谓阴阳合而气生，阴阳和而气行是也。

四、特效

善于下气。薏苡色白，气凉性降，无一不象肺，故善下气。

五、主治

主筋急拘挛、不能屈伸之久风湿痹。夫胜湿以燥，驱热以凉，敛胀以肃，薏苡得燥降清肃之气，故治之。

六、比较

薏苡气微寒，味甘淡，气味俱薄，其性缓；白术气温，味甘辛，气味俱厚，其性急。术与苡米非相反相恶也，既用此即不用彼者无他，术急苡缓，合而用之，恐其应速则嫌迟，应迟又伤于躁也。

七、维摩法语

薏苡甘淡，略同茯苓，冲冒湿热以成其体，饱吸秋肃以炼其形，序更三时，岁气久经，故凡渐积之病，服此效捷以灵。

气寒味甘，水土取象。乃结实于盛夏，润下还就炎上；而采实于秋末，热浮反归凉降。惟其润下而上，则有合乎脾，达地气而无湿盛化热之虑脾不上升，则湿盛化热，又其热浮而降，更有合于胃，达天气安有热盛生湿之患肺不下降，则热盛生湿，薏苡功能，由此可知。清热益气，除湿健脾，畅达脾肺肾气，祛除湿热无遗。何以又善下气，种种象肺奚疑。

主治久风湿痹，挛急不能屈伸，以其燥降清肃，胜湿驱热如神。

155

薏苡甘淡性缓，白术辛温性急，二物性既相反，是以同用切忌。

甘淡冲和益胃，通降湿热下行，金土之精主风湿，又能治痿取阳明。

百 合

一、经文便读
百合甘平，主治邪气腹胀，心痛，大小便利。

二、物理
百合之根，味甘色白，是土金合德也。其叶四指，其花六出，是金水相生也。花叶者，凡物发舒之气；根荄者，凡物复命之源。今发舒者四指六出而外射，复命者十百相攒而内抱，故曰百合。其用外出，其体内抱，是以知其所通利者邪气，而正气仍不失于内顾。

三、功能
能于通利中补中益气。百合土金合德，金水相生，故除邪复能益气，凡大小便俱不通，既腹胀复心痛者，非百合不治。

四、特效

横行而能通降。凡通降之物，直行者多。此则横行者，以其叶四指而不昂，其花六出而下垂，其根千百相攒而横叠也。经曰：水精四布，五经并行。是知水气自肺抵膀胱，原非一线直行者也。

五、比较

（甲）二苓、泽泻　能引土气以就金，导金气而下注，而无与于大便。

（乙）硝、黄、枳、朴　土郁夺之，金郁泄之，而无与于小便。

（丙）芫、戟、遂、葶　能大小便俱通，而不能补中益气。

（丁）百合　既能大小便俱通，复能补中益气。

六、用法

（甲）凡因虚邪而大小便不利者，可用百合_{大小便俱不通，既腹胀复心痛者，方得用之}　百合利大小便，仍不失返顾根本。

（乙）欲使痰涎别于津液者，可用百合　百合渍之则白沫自出。

（丙）因邪阻肺气，能横不能下，而为浮肿、胪胀、痞满、寒热、通身疼痛、乳难、喉痹者，可用百合　百合能横行，复能下行。

（丁）因津液能上不能下而涕泪者，可用百合　百合善于能降。

七、维摩法语

根多相抱，百合因名。其味甘、其色白，是为土金合德，叶四指、花六出，又为金水相生_{地四生金，天一生水，地六成之}。肺脾要药，取义何精。

凡物发舒之气在乎花叶，而其复命之源又在根茎，百合花叶则四指六出而外射，而其根茎则十百相抱而内回。其用外出，故邪气得以通利，其体内抱，则正气仍得滋培。于通利中补中益气，故治心痛腹胀便闭。经云"主治邪气"，可以知其取义。

百合特效，通降横行，五经并达，四布水精，经云通调水道，岂谓直降径情。

消、黄、枳、朴，其功限于大便；二苓、泽泻，其效止于膀胱。遂、戟、芫、葶，虽通二便而不补；百合补中，且通二便是其长。

浮肿、胪胀、痞满、身痛、喉痹、乳难，均为邪阻肺气，百合通即安。津液上而不下，因而涕泪交流，百合通降，服之即收。

百合渍之则白沫出，能使津液别于痰涎，虚邪二便不利，尤为通补功专。

甘淡降泄，二便能利，清金培土，补中益气。缓风湿咳嗽，散乳痈喉痹。且主肺伤劳嗽，喘咳痰血便秘。

蒲　黄

一、经文便读

蒲黄之气味甘平，主心腹膀胱之寒热，兼利小便，消瘀止血。

二、物理

蒲黄生于水，又生于四五月大火得令时，能吸火气以构于水而成中五之色者，是能合水火之精，以成土者也。

三、主治

主心腹膀胱寒热，利小便，止血，消瘀血　人身惟水火不谐，方小便不利而为心腹寒热。蒲黄象土，本可防水，又生于水，故能调和水火寒热，而小便自利。若夫热傍水势而迫血妄行，热阻水行而停血成瘀，则亦行者能止，瘀者能消。

四、特效

治舌胀神效。

五、古方示范

蒲灰散治厥而皮水，利小便。皮水为肤膝间病，不应有厥，厥者下焦病也。膀胱与肾为表里，膀胱以水气归皮，致小便不利，气阻而成寒热，则肾亦承其弊，为之阴壅而阳不得达，遂成厥焉。此病本在外，非可用温，又属皮水，无从发散，计惟解心腹膀胱之寒热，使小便得利，又何厥逆之有。

六、维摩法语

蒲黄生于火令，居于水而色黄，能合水火之精以成土，调寒热之在心腹膀胱。盖以水火不谐，遂致小便不长，或因心腹有热，血行失其故常，蒲黄调和水火，统治诸症相当。阴壅而厥，水气在皮，有蒲灰散主治最宜。蒲黄治舌胀，奏效更神奇。色黄味甘，水中香蒲，水土专精生木，故为治血所需但宜用于末后以收功，血症初起用之无益，利小便，且主心腹膀胱寒热，以其禀土气，通调水道而转输。

薯 蓣

一、经文便读

薯蓣甘平，入肺归脾。除寒热邪气，主伤中虚羸。补中益力，强阴长肌，久服则耳目聪明，轻身延年而不饥。

二、经旨

主伤中，补虚羸，除寒热邪气，犹云补伤中而致之虚羸，除伤中而受之寒热邪气也。

三、物理

此物有皮有筋，而肉最胜，又皮黄肉白，筋即仿其肉之色。是为致厚肉之气于皮以为之体，而合皮与肉之气致之于筋以为之用。肺者气之所由行，肝者力之所由作，气与力之受益，其端皆系于能补中而肉最厚之物，此不可谓补中、益气力、长肌肉乎。

四、功能

补中、益气力、长肌肉。薯蓣温中，不寒不热，不润不燥，为脾胃之所均喜。故其用为能致胃津于脾，而脾胃以和。食气入胃，则散精于肝，而归浊气于心，乃及于肺；饮入于胃，则输精于脾，亦及于肺。

五、特效

（甲）补虚除邪　虽云邪之所凑其气必虚，然薯蓣所主之虚之邪，须审定其由伤中伤气，方得无误。不然伤血及他伤，亦能如是，又何别焉。

（乙）兼理脾胃　薯蓣温平，为脾胃之所均喜，故其用为能致胃津于脾，而脾胃以和。

六、用法举例

（甲）肾气丸为肺肾之剂，明肾之气当留其精而泻其粗，此因少腹有故，小便不调，故以薯蓣随地黄、山萸、丹皮、桂、附以拨正翕受之机此症责虽在肺，咎实归肾，又以薯蓣帅茯苓、泽泻以开通其输泻之道。

（乙）薯蓣丸为肺脾之剂，明脾之气当散其精而归于肺，此因心肝脾之气懈于朝肺，肺遂不能输精于皮毛，斯外邪乘而客之，为风气百疾责虽在肺，咎实在脾，故以薯蓣帅补气药为君，补血药为臣，驱风药为使。

七、维摩法语

薯蓣肉厚，有筋有皮，不寒不热，不燥而滋，脾胃均喜，肺肾亦宜，故益气力、补中、长肌。

伤中而致虚羸，或受寒热邪气，均为薯蓣之所主，以能补中益气力。故以补虚除邪，必以伤中为的。

肾气丸主肺肾多验，薯蓣丸治肺脾有功。以肾之气当留其精而泻其粗肺不输精于皮毛，毛脉不能合精以行气于腑，斯清浊两者或泛其源，或塞其流，而小便不调矣。故以薯蓣补中，使金水交而各恒其德；以脾之气当散其精而归于肺，故以薯蓣补中，使地天泰而尽逐其风。

桃仁、杏仁

一、经文便读

（甲）杏仁　杏仁之性质，冷利有小毒。其气味则甘苦而带温，主咳逆上气，喉痹而雷鸣，通产乳兮而功专下气，疗金疮兮并寒心奔豚。

（乙）桃仁　桃仁味苦甘平，主治瘀血、血闭，通月水而杀小虫，破癥坚而除邪气。

二、物理

杏有脉络其仁，主通脉络之气；桃有肤色其仁，主疏肤腠之血_{杏仁主降气，桃仁主疏瘀}。杏肉黄赤而骨白，桃之肉白而骨赤，于此可见杏仁入气分而通血脉，桃仁入血分而利气机。夫仁生气之钟于极内者也，核其骨也，果其肉也，温分肉，泽筋骨，惟藉仁中之生气。

三、功能

（甲）杏仁旁通直降两者兼备，外包血络，内蕴生机，故善行血络中之气，带曳横阻之邪以出。

（乙）桃仁气薄能泄，味厚能发，其花红润，实有肤毛，其泄且发，为内自血分外达肌腠。

四、主治

（甲）杏仁　主咳逆上气、奔豚、雷鸣喉痹　其所主咳逆上气、奔豚，是下气之物皆能治者也。雷鸣由于喉痹则非寻常上气，为血络不通，气被壅逆者矣。

（乙）桃仁　主瘀血、血闭瘕邪气　其所主瘀血，是通血之物皆能治者也。血闭而成瘕，且杂邪气，则非寻常血闭，为因气不行，血遂阻滞者矣。

五、用法

（甲）桃仁　内症必为血闭成瘕且杂邪气者，方可用之；外候表症未罢，少腹有故，身中甲错三者不必兼见，得其二即用桃仁可也。

（乙）杏仁

（一）与麻黄同用　麻黄主开散，其力悉在毛窍，非藉杏仁宣其血络中之气，则其行反濡缓而有所伤矣。

（二）用以治肿喘　无水虚肿为气，水乃气乘血络之虚，袭而入之为肿，得杏仁致生气于血络则消。其治喘乃气入血络，壅肿而不得外达者也。

（三）与麻、桂、硝、黄同用　杏仁具旁通直降之性，是以合麻、桂而播其先声，协硝、黄而壮其后劲。

（四）与葶苈同用　杏仁在大陷胸丸，为葶苈引导以剿捕余党。

（五）与麻仁同用　杏仁在麻仁丸，则为麻仁引导以安帖反侧。

（六）与茯苓、矾石同用 杏仁在茯苓杏仁甘草汤中，乃为茯苓旁搜溢入之饮；在矾石丸中，乃为矾石直通血脉之气。

六、古方示范

（甲）大黄蟅虫丸 方中桃仁、杏仁并用 此症干血阻气之行，方中泽血、通血、搜血、消血既皆有其物，非桃仁之入阻血中行气，杏仁之入阻气中行血，又何以使两者成和，而化干物为润物，起死物为生物耶。

（乙）矾石丸 主妇人经水闭不利，藏坚癖不止，中有干血，下白物 此尽血病而用杏仁。

（丙）千金苇根汤 主咳有微热，烦满，胸中甲错 此尽气病而用桃仁。

（丁）桃仁主血闭成瘕而有邪气，则有下列诸方其症皆因邪气而致：

桃仁承气汤 抵当汤丸 鳖甲煎丸 大黄牡丹汤 桂枝茯苓丸 下瘀血汤 大黄蟅虫丸

七、维摩法语

杏有脉络其仁，主通脉络之气。桃有肤毛其仁，主疏肤腠之血。若欲降气，杏仁必用，若欲疏瘀，桃仁勿缺。桃之肉白而骨赤，杏肉黄赤而骨白，故桃仁入血分而通气道，杏仁入气分而通血脉。

仁为生气钟于内，核为其骨果为肉，仁中具足生生气，故温分肉泽筋骨。

杏仁旁通直降两者兼备，桃仁味厚则发，气薄则泄。桃花红润，实有肤毛，故内自血分外达肌腠。杏仁善行血络之气，故横阻之邪则能带曳。

桃仁、杏仁主治各异：如有咳逆、奔豚、雷鸣喉痹，此为血络不通气亦壅，惟杏仁可主；又如血闭成瘕，且杂邪气，此因气不流行血遂阻，非桃仁不治。

桃仁之用，内外当明：内证宜审血闭成瘕，且杂邪气，非通常血病；外候当分身中甲错，少腹有故，或表证未清。

气入血络，壅塞不得外达为喘，气乘血络之虚，袭而入之为肿，二症均宜杏仁，以决络中之壅。

麻黄主开散，其力在毛窍，佐杏仁宣其血脉，内通外散之要妙。

杏仁性主旁通直降，可与硝、黄、麻、桂同行。协硝、黄为壮其后劲，合麻黄则播其先声。

杏仁合麻黄、葶苈，其用法尤称妙绝。在大陷胸为葶苈引导，以剿捕余党；在麻仁丸为麻仁引导，以安贴反侧。至于合茯苓甘草，乃为茯苓旁搜溢饮；在矾石丸中，则为矾石直通血脉。其用愈神，妙手偶每。干血阻气之行，可主大黄䗪虫，方中桃、杏并用，开通气血力雄。

血闭成瘕有邪气，非用桃仁则不治，丸如鳖甲、抵当、桂枝茯苓以及大黄䗪虫，汤有大黄牡丹及下瘀血与夫桃仁承气，凡此所主之病，均因邪气所致。

仲景矾石丸，所治尽为血病而用杏仁，千金苇茎汤，所主尽为气病而用桃仁，其间妙用，当究其因。

桃仁苦辛通利，甘缓能使血和，大黄、虻、蛭同用，毕竟破血功多。

杏仁温而质润，苦泄下气多功，故主咳雷鸣奔豚，喉闭不通，利肺惟治有余，劳嗽服之命终。

雄　黄

一、经文便读

雄黄味苦，辛寒有毒，主治寒热，杀鬼精物，鼠瘘恶疮，疽痔蛊毒，兼疗死肌，轻身炼服。

二、功能

能治中土之火著于外者。凡土中之火，必湿与热久相酝酿乃成，故得以雄黄刚土性寒治之。而其味辛，辛生皮毛，故仅能主其在外者，即土中实结之火，非所能治也。

三、主治

（甲）鼠瘘寒热　鼠瘘者，由饮食不择，毒物所化，入于府藏，出于脉，稽留脉内不去，使人寒热由肉及外，久蓄而成。

（乙）善杀蛇　蛇为土中湿热酝酿而成之物。

（丙）恶疮疽痔死肌　由恶疮疽痔而为死肌，则为由中及外、久蓄而成之毒，故得以雄黄主之。

四、维摩法语

雄黄为物，刚土性寒，苦辛有毒，寒热能安，中土湿火著于外，此能分解胜金丹。又其味辛，辛生皮毛，故其所治诸毒，惟在外者能消土中实结之火，非所能治。

鼠瘘寒热恶疮，疽痔死肌能医凡此均由湿热久蓄酝酿得之。蛇亦湿热之物乃土中湿热酝酿而成，雄黄善杀可知。

鳖　甲

一、经文便读

鳖甲咸平，能去痞疾，心腹寒热，癥瘕坚积，痔核恶肉，蚀肉阴蚀。

二、性味功能

味咸性平，清血热而主降主开。凡血以热结不通，

168

热以血阻更增者，并宜鳖甲主之补阴补气，除癖行瘀。

三、经旨

鳖无雄，以蛇为匹，蛇迅疾善窜，鳖则蹒跚不前而色青，是敛风于木也。鳖无耳，以视为听，是并水于木也。夫热不以风不清，风不以雨不息，以热生风者，因雨而遂和，此其性谓之水木之化。肉者柔也、阴也，甲者刚也、阳也，以肉裹甲，此其形为柔中有刚、阴中有阳，水木之化，乃钟于柔中有刚、阴中有阳之内，故能除癥瘕坚积之在心腹者，去痞疾之外有寒热者，并息肉及阴生痔核、前阴遭蚀腐等症，以皆有似乎柔中有刚、阴中有阳也。

四、古方示范

（甲）鳖甲煎丸　此治病于外，根据于内，是化刚为柔之法。煮鳖甲令泛滥如胶漆然，后同诸药熬令成丸，是化刚为柔法。

（乙）升麻鳖甲汤　此阳邪盛于中、达于上而不得泄，是以刚摧柔法，鳖甲与诸药不分次第，一概同煎。

五、维摩法语

鳖甲肝冲要药，色青气味咸平。主阴经血分之病，滋肝家火炽在营。治妇人五色漏下，又能坠胎催生。

治骨蒸劳嗽最效，化积聚癥瘕何难。且疗痈疽肿痛，并治温疟热寒。何以孕妇忌服，以其破血伐肝。

鳖以视为听而无耳，常以蛇为匹而无雄，鳖青蹒跚蛇迅窜，是于木中敛其风，并水于木视为听，水木之化风雨同。肉为柔、甲为刚，鳖之形体肉里甲，柔中有刚阴有阳，水木之化在其中，主治类似义可详。

鳖甲味咸性平，清血主降主开，血热交阻要药，除癖行瘀首推。

鳖甲煎丸治疟母，化刚为柔立法精。鳖甲先煮如胶漆，后同诸药熬合成。此症初起病在外，久则内重而外轻，通水通血治其内，柴桂等法外治行，鳖甲统率诸要品，外内兼攻效倍宏。

热毒壅结咽喉痛，妙药升麻鳖甲汤。身痛面目青在阴，面赤唾脓病在阳。鳖甲与诸药同开煮，降解结法何详。血结气不得升降，升麻通气热不张，鳖甲补阴清血热，上下通和热若忘。

人 尿

一、经文便读

人尿疗寒热，导水入膀胱，主头疼温气，童男者尤良。

二、主治

（甲）寒热　中焦者，营卫之会，水道之化源也。水道化源迟滞，阻营卫之交会，营病即恶寒，卫病即发热，人尿通利水道，则源流皆清而寒热自已。

（乙）头疼温气　头痛由于温气，既忌散又无从清，则导水下行之法，即降火下泄之法。

三、用法举例

用治血因火逆最效。

白通加人尿猪胆汁汤。其症上有浮阳，下焦之阴亦逆，故唯有导水下行以敛浮阳。

四、维摩法语

中焦为营卫之会，又为水道之化源，化源迟滞营卫阻，发热恶寒此其根，人尿通利水道，源清寒热无存。

头痛由于温气，忌散又不可清，法宜降火下泄，人尿导水下行。

血因火逆要药，咸寒降火最神，童便性纯力胜，劳蒸产后足珍。

人尿、猪胆汁，白通汤可加，导水敛浮阳，古法祖长沙。

发　髪

一、经文便读

发髪苦温，利小便，治五癃关格不通，主小儿惊与大人痉，而有自还神化之功。

二、经旨

仍自还神化。髪发血生，血由火成，心者属火而主血，以发还生其血，以血还养其心，此之谓"仍自还"；心合小肠，小肠者，受盛之府，下达膀胱，膀胱者，州都之官，津液藏焉，气化则能出矣，水火合德而化气，此之谓"神化"，所以能利小便水道也。

三、功用

浚血源而水自通，利水道而血自止　血与水同源于肺，其精者为心火蒸逼而赤，遂统于脾，藏于肝，则谓之血，以其行于阴也；其粗者下三焦，归小肠、膀胱，则谓之水，此其行于阳也。倘心火不精，蒸变无由，水液尽出于阳，水道何能不淤，血亦何能不少，此发之用谓之血源浚而水自通。倘心火蒸逼水液，化血四出，水道何能不调，血又何能不溢，此发之用谓之水道利而血自止。

四、古方示范

猪膏发煎意在荣血而利水，滑石白鱼散意在通水而和血。

五、主治

（甲）主五癃关格不通　发者血之余，水者血之类，涕唾泪溺，皆同源于肾，一涸则无不涸，一通则无不通。

（乙）疗惊痫　小儿之惊，责在心气之怯；大人之痉，责在脉络之空。

（丙）治咳嗽　心失养而火上炎。

（丁）止鼻衄　血为火挟以上出　发烧为灰，迎血至而吹之，亦可谓"仍自还神化"者矣。

六、维摩法语

血之余，通闭良，入心府，利膀胱。肺主皮毛为水源，发亦毛类水为乡，主利小便，其义深长。

"仍自还神化"，经旨一何精。发以血生，血以火成，心本属火而主血，发还生血血养心，以此谓之"仍自还"，经文分明仔细寻。心事小肠受盛府，肠达膀胱津液藏，水火合德而化气，是谓"神化"妙无方。

血与水，同一源同出于肝，精与粗，首当论。精者为血行于阴，粗者为水行于阳，血由心火蒸变属肝脾，水下三焦小肠入膀胱。倘心火不能蒸变，水液尽出于阳，则水淤而血少；若心火蒸逼太过，水液化血四出，则水道涸而血充。故用发以止血，谓之水道利而血自止；或用发以利水，谓之血源浚而水自通。古方猪膏发煎，浚血源以通水有效；而滑石白鱼散，利水道而和血多功。

发疗惊痫，取义略同，盖小儿之惊，责在心气之怯，而大人之痉，责在脉络之空。

鼻衄因血为火挟而上出，咳嗽以心失养而火上炎，治血治水清其源，惟发髪二者得兼。

研药指南　上卷之三

邵阳　何　舒竞心　　　　　　　录存

受业　郑定元　刘坚山　刘　戡

　　　曾延鑫　赵培元　岳　某　同校

酸枣仁

一、经文便读

酸枣仁甘，能助阴气，专主烦心不眠，脐痛血泄亦治，补中益肝坚筋骨，虚汗烦渴为合剂。

二、功能

补中，益肝气，坚筋骨，助阴气，令人肥健。枣仁甘润，水气能涵木，木得涵而筋骨遂坚，筋骨坚而阴气有所守，阴有所守则阳亦充于外，而肌肉丰、气力优矣。

三、主治

酸枣仁甘润益阴，故治下列各症。

（甲）烦心不得睡　水不上济于心。

（乙）脐上下痛水　不宣而停于所治。

（丙）血转久泄肝　无所藉而不藏。

（丁）虚汗烦渴心　无所资而不润。

四、比较

杏为心果，其仁入肺而宣气；桃为肺果，其仁入肝而宣血；枣为脾果，其仁入肾而宣水。

五、特效

专主虚烦不眠。心肾相交，阳入于阴而后得眠。枣仁能导阳而下，启阴上滋，故有神效。

六、古方示范

（甲）黄连阿胶汤主治心中烦不得卧　此症因邪火燔盛，纵有肾阴相济，不给其烁，治以泻火为主，以阿胶、鸡子黄安心定血，并主以苦燥之芩连、开阴之芍药。

（乙）酸枣仁汤主治虚烦不得眠　此症乃肾阴不继，不能常济于心，故能安静而时多扰乱前症则常乱而不能静，治以滋阴为主，以酸枣仁、茯苓启水上滋，更益以甘润之知母、开阳之芎䓖。

七、维摩法语

烦心不睡，水不上济于心；脐上下痛，水不宣而有伤。虚汗烦渴，心无所资而不润；血转久泄，肝无所藉而不藏。枣仁甘润益阴，统治诸症最良。

杏为心果，其仁入肺而宣气；桃为肺果，其仁入肝而宣血；枣为脾果，仁入肾则能宣水而润泽。

枣仁有何特效，专治虚烦不眠。眠为阳入于阴，心肾相交无愆。枣仁导阳入阴，故能奏效如仙。

枣仁助阴气，能令人肥健。涵木阴有守，阳和现于面。阴阳得其所，丰隆著其验。

黄连阿胶汤主治心烦不卧，酸枣仁汤亦治虚烦不眠。二者究以何为别，泻火滋阴各有专。法在滋阴，故佐芎、苓、知母；治宜泻火，故加芍药、芩、连。

枣仁润剂上品，气味甘而且平。肝胆本药，脾经亦行。收敛魂魄宁心志，且使汗止，安和五藏解烦渴，又令神清。治不眠熟用，若多眠用生。生则以金制木枣仁秋成，得金气多，脾不受侮而运行不睡；熟则酸温，助肝木乘土位而好梦以成。

枣肉醒睡，达肝气扬，仁则安眠，火归中央。达则向外故醒，归则寐兮神藏。火土木气相生，故治周痹湿侵，结聚肢痛亦主，古人多取厥阴。

柏叶实

一、经文便读

柏叶味苦，微温无毒。崩中赤白，痢血吐衄，益气轻身，湿痹亦去。柏实甘平，主治惊悸，除风湿之痛痹，安五藏而益气，久服聪明，润泽美丽。

二、物理

凡木皆向阳，柏独西指，是木气与金气媾。金木为生成之终始，木禀春生，金禀秋成，人之肝肺应之。肝合乎肺而化，则阴生而血之化源裕；肺合乎肝而化，则阳生而气之化源裕。木之升不穷，则金之降亦不穷；金之降不穷，则木之升亦不穷。

三、功能

能治逆顺之血。柏之为物，阳合阴而化，阴由化而生。于是阴自降，阳自随，其功不同于苦寒之直折。故于逆顺之血，类能治之。

四、叶实异用

柏叶四时不易，木已化于金，为收降之气，故味苦而性燥象火。柏实花于春、成于秋，虽禀金气亦厚，然木之生气系焉。盖仅合于金，而未化于金，为冲和之气，故味甘而性润象水。夫甘润孕于苦燥之中，所谓血源于水而成于火。血源于水而成于火，正藉金以为用也。惟木能和于金，而后金能和于火，俾真水之液，因鼓煽而化血焉。

五、特效

益血益气。心，离也。中之血既益，则外之气自充。心气充，肺乃得贯心脉而行呼吸。

六、主治

柏实疗恍惚虚损、吸吸腰中重痛肝和于肺而心血生，肝即合于肺之阴，输血以归血海；肺和于心而心气畅，肺即合于心之阳，以归命门柏实于后天气血之化源，尽得其机缄。

七、用法举例

（甲）柏叶汤主治吐血不止柏叶西指，夫西为金方，人身属金者肺，肺则主朝百脉，行治节者也。凡血得归经，自不溢而吐矣。柏叶之治吐血，盖欲血受肺之节制，分布诸经，俾不溢耳柏叶能令血西指。

（乙）竹皮大丸　主治妇人乳后中虚烦乱呕逆　此症因血虚而气乱四射，射于心则烦，射于肺则喘。治之以柏实者，挽其西指之气，使其潆洄而化血也柏实又似禁气西指而保肺。

八、维摩法语

木多向阳柏西指，木媾于金气血生。金木生成之终始，肝升肺降似机衡。柏治逆顺之血症，阴阳合化理尤精。

柏叶四时易，木已化为金收。苦燥象火治吐血，令血西指悟缘由。血受肺金之节制，分布诸经疾有瘳。

柏实虽禀金气，木之生气系焉。合于金而未化，其气冲和无愆。味甘性润象水，故治血症功专。

柏叶燥而苦，柏实润而甘。甘润孕于苦燥，化血之理可参。血源于水成于火，若非金用化何堪。柏叶独西指，即此可反三。金木生成之始终，即为气血之化源。柏叶木媾于金，象征气血之根。

欲识生生理，权看柏子仁。宁神还益气，百体总皆春。妇人乳后中虚，血虚气乱四射，射于心则烦，射于肺则喘，竹皮大丸佐柏实，挽其西指使化血。

麻 仁

一、经文便读

麻仁甘平，补中益气，久服肥健，神仙可至。破积血而复血脉，乳产余疾亦治。

二、物理

麻生于木火正旺之时，成于金水方饶之日，故麻子仁之为用，能于木火焦杀中生金水滋柔之化，即能于金水滂沛中成木火通明之功。

三、功能

补中益气，久服肥健。麻仁金木克谐，水火迭化，是以中土升清降浊之机括不愆，一身皆受其荫。

四、特效

兼主气血。

（甲）血能行气　心为丁火，下交于壬水而化木，乙肝受益，下交大肠而化为金，以行其滋柔之气，而通降者不滞。仲景本此义制麻仁丸以治脾弱中焦受气为血。

（乙）气能调血　肺为辛金，下交丙火而化水，癸肾受益，上交戊土而化君火，以行其明爽发越之气，而升者不滞上焦开发为气。仲景本此义制炙甘草汤以复脉。

五、主治

破积血，产乳余疾，逐风水，利小便。丁壬能化木则肝木泽，其所藏之血自行而不积，产乳自无余疾；丙辛能化水则肾水强，其所藏之水自不至因气乖而肿，因气阻而溺塞矣。

六、比较

（甲）麻仁与地黄　麻仁善宣阴津于阳分，地黄善宣阴津于阴分，皆为最能拨地力之物。

（乙）麻仁与芍药　麻仁善行阳滞而布阴气，芍药则善破阴结而布阳气。

七、古方示范

（甲）麻仁丸其中有小承气，即不用麻仁、芍药、杏仁，不患其大便不通麻仁为小承气汤之后劲。以枳实、厚朴锐而行气，大黄、芍药破而通血，皆风发疾驰，治胃实之不大便有余，治脾弱之大便难不足，非得杏、麻之润降滑泽，脾必暂展而复约。

（乙）复脉汤其中有人参、麦冬、地黄，即不用麻仁，不患其脉不复麻仁为参、麦、地黄之先声。麻仁气钟于至阳，易入上焦引亢阳为生阳，人参继之以行脉中之血。

八、维摩法语

麻之生也，木火正旺，麻之成也，金水方饶。故能于木火焦杀中，行金水滋柔化以相济，即能于金水滂沛中，成木火通明之功而不消。

麻仁秉赋虽阴，功效悉在于阳。金木克谐，水火互藏，故能补中益气，久服健脾康强。

麻仁特效，兼主气血。血能行气，脾约丸之圣法；气能调血，复脉汤之妙诀。

中焦受气为血，上焦开发为气，麻仁气血兼主，故破积血而除产乳余疾。

何以又逐风水且利小便，则以丙辛化水，肾水周遍，自无因气乖而为风水之肿，或气阻而生溺难之变。

麻仁为物，水火同烹，既行阳滞，又宣阴津。脾约丸以麻仁为小承气汤之后劲，复脉汤以麻仁为参麦地黄之先声，仲师立法，取义何精。

缓脾润燥，益气补中，破血利水，能使乳通。又为木谷，故能治风，胃热汗多便难，以此调治多功。

甘滑润肠去燥，虚老便结甚效。若佐紫菀、杏仁，滋其上源尤妙。

两土雌雄相合麻仁香燥而润，故益戊己两土，禀气太阴阳明，燥湿相资益脾胃，久服肥健一身轻。

木 通

一、经文便读

木通气味辛平，主除脾胃寒热，通利九窍，血脉关节，令人不忘，恶蛊可灭。

二、物理

木通之茎，小孔中空，两头贯澈，有合于主脉之心，化血之包络。又有合于自胃而小肠，自小肠而膀胱，绝无阻隔。

三、功能

能于肺胃之交，为之承接疏瀹，使其气通而血化利。气血通利，清升浊降，则在上之窍自无碍神明之游行，在下之窍自能济糟粕之输泻通利水道，即是通利九转血脉关节。

四、特效

专泻小肠心主血脉而合小肠，小肠为心传化之府，血脉通利，即其通利小便之本，小肠通利，正其通利血脉之功。小肠通利，则胸膈血散，膻中血聚，则小肠壅滞。但在上则阴生阳中，在下则阳生阴中，故上而火中之水在小肠者既和而能化，则在下水中之火属膀胱者亦应之而化矣。

五、比较

（甲）防己与木通　防己取用在下之根，则其性自下而上，从内而外；木通取用在上之茎，则其性自上而下，从外而内。小便之利亦必上而后下，外而后内。

（乙）参麦与木通　人参之通脉为鼓其橐籥，麦冬之通脉比于滑泽水道，宜于土之焦枯而不通者，能使其流不能分其派，能使其来涌竟其委。木通之通脉在于理心之用，直探中焦受气取汁变化而赤之本，宜于源之不浚而不达者，能使本末毕达，源流俱清。

六、古方示范

当归四逆汤症，手足厥寒，脉细欲绝有阴邪水饮阻隔阳气，此非由气之不煦，而由血之不濡。方中细辛、桂枝能散寒而导饮下气，用木通而不用苓、泻者，以苓、泻虽宜于通利，而不宜于息微，与细辛、桂枝洽，不与归、芍洽也。

七、维摩法语

木通茎有小孔，中通贯彻两头，合乎心与包络血脉贯注周流，又似乎自胃而小肠、小肠而膀胱，上下无阻，川流如常。故能疏瀹肺胃，使其血利气清，下窍能济糟粕之之输泻，上窍无碍神明之游行。

专泻小肠，其用在通血脉。通利即其通利小肠之本心主血脉合小肠，小肠为心传化之府，小肠通利，正其通利血脉之功。盖小肠通利则胸膈豁而血散，膻中血聚则小肠壅而闭癃。故上而火中之水在小肠者在上则阴生阳中既和而能化，在下水中之火属膀胱者在下则阳生阴中亦顺应而化同。

参、麦、木通均能通脉，三者所主以何为别。大抵源之不浚而不达者宜木通，土之焦枯而不通者宜参、麦。

脉细欲绝，手足厥寒，水饮阻隔，阳气衰残，当归四逆，投之即安。其中木通导饮，误用苓、泻大难。

空疏黄白，气味辛平，通关利窍，金水相生。除脾胃之寒热，外内上下流行，水行心火有制，令人不忘神清。

平淡渗泄，分别阴阳。利九窍，催生下乳；散痈肿，热结相当。专泻气分，湿热多汗，误服津伤。

桔 梗

一、经文便读

桔梗气味，微温辛苦。主腹满肠鸣幽幽，并胸胁刺痛气阻，兼疗咽痛惊悸，以其气乱能抚。

二、物理

桔梗色白得肺金之质，味辛得肺金之用，而苦胜于辛，苦先于辛。辛者主升，苦者主降，已降而还升，是开内之滞，通其出之道也。苦者以开提肠胃畜积，辛者使从肺泄为出路。

三、功能

通利三焦，桔梗为气分要药。能疏达藏府之气，故治上焦之胸胁痛如刀刺，中焦之腹满，下焦之肠鸣幽幽。

四、主治

（甲）主喉痛　主治喉痛，仍是治肺，非是治肾　少阴咽痛，二三日邪热未盛，可以甘草泻火而愈。若不愈，是肺窍不开，气不宣泄也，以桔梗开之，热透而痛除矣。其因饮停生热，主以桔梗汤，而注其效曰：再服则吐脓血者，以火清则热行，气宣则腐去也。

（乙）主血痹　血痹由于气痹，气开则血开，上窍通下窍自通，此亦是治肺血痹之脉，尺中小紧，是病关于肾。

五、比较

芍药开阴结，止腹痛下利；桔梗开阳结，止腹痛下利。人参补肺，桔梗开肺。

六、特效

为排脓之君药，随病之浅深以定佐使。又善开寒实热实之结胸。

七、用法

寒因热用，热因寒用。

（甲）热邪与停饮结，治以瓜蒌，而佐之者反用半夏、黄连小陷胸法。

（乙）寒邪与邪与停饮结，治以巴豆，而佐之者反用桔梗、贝母三物白散法。

八、古方示范

（甲）大小承气法　因热与实浃，气随热化，故于荡涤邪秽中，以枳、朴疏利其与邪为伍之气。

（乙）大陷胸汤丸及白散丸白散以桔梗疏气分为主，因宿痰停饮结于上，宁用甘遂、葶苈、巴豆，不用枳朴。盖病在至高，宜操上而纵下，不使中下无过之地横被侵害。

（丙）排脓法　桔梗入肺，畅达皮毛，脓自当以出皮毛为顺。

一、排脓散　此即枳实芍药散加桔梗、鸡子黄　散之所至者深，其所排者结于阴分、血分之脓。

二、排脓汤　此即桔梗汤加姜、枣　汤之所至者浅，其所排者为阳分、气分之脓。

九、维摩法语

桔梗辛甘升发，而又苦淡降泄，故能升降诸气，肺部引经最捷。又能行表达窍，开提气血，佐硝黄使不峻下，君归芍以治咽嗌。下虚怒气，火炎之病不得用；喘咳痢初，火郁之证不可缺节嵩崖语。

桔梗清肺，能利咽喉，开发皮腠，外邪必投。

白色得肺金之质，味辛得肺金之用，苦胜于辛，通降所重，苦以开提肠胃畜积，辛则使从肺泄而上奉。

疏达藏府之气，故能通利三焦，胸胁痛如刀刺，病在上焦必用，腹满肠鸣幽幽，中下二焦亦调。

肺窍不开而喉痛，主以桔梗则气宣，血痹亦由于气痹，桔梗理气两无偏。

善开阳结，止痛排脓。又主实证，寒热结胸。

排脓汤治在阳气，排脓散治在阴血，均用桔梗，佐使各别。三物白散治寒邪与停饮结，君以巴豆而佐桔梗、贝母；小陷胸汤治热邪与停饮结，主以瓜蒌而佐半夏、黄连。其间因热因寒，妙用玄之又玄。

三焦气分要药，非止舟楫之剂。阴虚久嗽切忌，以其通泄阳气。

乌 梅

一、经文便读

乌梅酸涩，气禀温平，下气除热，烦满安心，止肢体痛，偏枯不仁，能蚀恶肉，去痣黑青。

二、物理

梅之花，苞于盛冬、开于先春；梅之实，结于初春、成于初夏，故其用能吸寒水以成制相火之功。其所以吸则则厥阴风木为之体，其所以制则少阴君火为之用。风木者宣发之气，而其味酸则主乎收，君火者昌明之气，而属少阴则主乎静。

三、主治

主下气除热，烦满安心。因气逆乱不收为上气为满，相火随之以逆为烦，皆缘心不静，不能御诸气而使之降，又不能使相火听命而定而不动。梅之实，当君火主令时，安详不扰而毓其真，遂以长而成，且至于熟。安于是时者，必见宜于是时。是以能致心之安，心安则诸气相火唯命是听，上气热烦满均毋敢作矣。

四、经旨

"止肢体痛，偏枯不仁死肌"，谓能止肢体痛、偏枯不仁之死肌也。

五、功能

能摄气以为津，不能摄谷以为液。乌梅止能吸气化津，通在外之死肌，去青黑痣，不治液枯之肢体痛、偏枯不仁也。

六、比较

死肌之因有四：

（甲）血滞　雄黄、矾石、白芨、蔄茹、地胆、斑蝥、麋脂、青琅玕，均能去痈肿疽疮之死肌。

（乙）气闭　白术、厚朴、葈耳、细辛、白鲜、蜀椒，均能去风寒湿痹之死肌。

（丙）痰停　惟藜芦能去痰停之死肌。

（丁）津枯　非乌梅不能治　乌梅恰于诸水凋残已极之候，独吐气而扬其英，故于最浊最涸之馀，能为甘露之滋。

七、用法举例

（甲）用乌梅以致津去死肌　二冬、地黄非不生津，然其功也溥，欲令专致一处，而去些微之死肌不能也；人参、黄芪非不行气致津，然其力也缓，欲其不助肢体痛而不可，又何能治偏枯不仁之死肌。惟乌梅技有专长，效有偏至也。

（乙）仲景不用乌梅以治厥治蛔　厥为阳气不伸；吐蛔为阳气因不伸内灼津气，致蛔无所吸受而上出。消渴气上撞心，已该下气心中疼热；饥不欲食，又该除热烦满安心。其用乌梅者，吸水以济火也。

（丙）白梅，用之以蚀恶肉，仍是去死肌、青黑痣之旨；黄梅用其浆以解暑渴，仍是安心除烦满下气之旨；白梅变酸苦为咸苦，则致津之外自有软坚去鞭之功。黄梅变酸为甘，则致津之中更有调变阴阳之效。

八、宜忌

因津枯而为烦为满者宜之，肾阴虚不能上济者忌用。

九、维摩法语

梅之花苞于盛冬开于先春，梅之实结于初春成于初夏。厥阴风木为之体，其味主收，故吸太阳之水津；少阴君火为之用，其气主静，能制少阳之火化。

心动不能御诸气，相火炎升热满烦。君火主令梅结实，安详不扰本性存。故能安心而下气，除热烦满合至尊天君泰然，百体从令。乌梅能去青黑痣，且通在外之死肌，以能吸气而化津，濡枯泽槁允治之。液枯不仁肢体痛，则非乌梅所能医。

死肌之因有四，血滞气闭停痰，三者乌梅不治，惟主津枯宜参。诸水凋寒梅独秀，涸馀能为雨露涵。

参、芪均能行气致津，滋干莫如二冬、地黄，何以不治死肌，乌梅有其专长。

阳气不伸而厥逆，阳热内灼吐蛔虫，乌梅吸水以济火，厥阴疗法一何工。

白梅酸变咸苦，致津且能软坚，用之以蚀恶肉，暗合经旨无偏。黄梅变酸为甘，致津更调阴阳，用其浆以解其暑，尤与经文相当。

因津枯而为烦满，主乌梅最是相宜，肾虚阴不上济，乌梅切勿妄施。

竹叶　附　竹茹、竹沥

一、经文便读

竹叶苦平，上气咳逆，主杀小虫，恶疡筋急。根作汤服，渴止气益，又能补虚，下气可必。兼除烦热，风痉用汁。皮茹微寒，主疗呕哕，吐血崩中，温气寒热。

二、物理

震为苍筤竹，其取象为阳在下奋迅振动，阴在上飘零解散。惟其阳出而阴散，阴既散而阳遂畅，阳既畅而天气清明，非春夏雷雨之象乎。

三、主治

（甲）咳逆上气　非风寒闭塞之咳逆上气，亦非气不归根之咳逆上气，乃微阴累阳之咳逆上气。

（乙）溢筋急　非寒则收引之筋急，亦非水渍胖胀之筋急，乃阳不伸而津阻之筋急。

四、功能

（甲）竹叶　其为物飘萧轻举，洒然微阴，正欲解散之馀，取其阳遂透阴遂消。

（乙）皮茹　原系运输津液上朝之道路，其中虽有属阳之节为阻，其外实一线上行并无留滞，内之阻正以外之通而得生，故治中气之有阻而逆者。

五、比较

竹叶从在上解阴翳而畅在中之阳，皮茹则全从在外旋转在内之气。

六、古方示范

（甲）竹叶汤　治产后中风，发热，面正赤，喘而头痛，此阳无根而上泛，复为阴翳所累，故以桂枝、附子、参、草、姜、枣回其阳，用竹叶率葛根、防风、桔梗以解散其阴，此为阳累之阴，非竹叶不治。

（乙）竹叶石膏汤　治大病解后，虚羸少气，气逆欲吐，此症强阳既未全衰于中，微阴不能无扰于上，故以柔润之品和阳，轻清之竹叶散阴，若徒以膏、米、参、草、冬、夏安其中则恐其阴随寒药入内。

七、维摩法语

竹禀寒水风木，凌冬不落常青，春气上行外达，咳逆上气以宁。属肝而治筋急，恶疡寒水清心。

震为苍筤竹，微阴在阳上，阳在下奋迅振动，阴在上飘守荡漾。惟其阳出阴散，阴散而阳遂畅，阳畅而天气清明，春夏雷雨之象。

微阴累阳，咳逆上气，阳郁津阻，以致筋急，竹叶主之，筋缓咳息。

竹皮润精以上朝，节内阻而外仍通，中气有阻而逆，以此主治多功。

竹皮、竹叶，其用宜详，竹皮从外通生气，旋转在内之气，竹叶从上解阴翳，而畅在中之阳。

竹茹善通脉络，温热呕吐偏宜，血热妄行致崩衄，甘缓寒清恰治之。

竹沥壮水清火，治痰姜汁同行，中风消渴劳复，胸中大热可清。

产后中风发热，喘而头痛面红，阳无根而上泛，阴翳阳而不通，古有竹叶汤，立法不凡同，以桂、附合参、竹、姜、枣，敛其阳之浮泛，君竹叶率防、桔、葛根，解其阴之蕴隆。

竹叶石膏汤，症治本一贯，病后虚赢少气，气逆欲吐为患，强阳既未全衰于中，微阴不能无扰于上，徒以膏、米、参、草、冬、夏安中，则其阴随寒药入里可断，竹叶轻清解微阴，阴不蔽阳阳自畅。

葱

一、经文便读

葱实气味，辛温无毒，专主明目，补其不足。葱白气味，辛平无毒，治伤寒之发热恶寒，中风之浮肿面目，并能出汗，可作汤服。葱根亦主伤寒头痛，葱汁则主溺血，且解藜芦之毒。

二、物理

葱实之形象目，故补目中不足。葱白性平，其汁则温。内苞者为阳涵于阴，既已透达则纯乎阳矣，故既出为叶则温，未出内含则平。白主发表，汁能升血。

三、特效

（甲）发表能使阳不离阴　葱茎中饱具从阴达阳之叶，直至根柢，其数难稽，跃跃欲透而仍未透，乃复中含稠涎，外包紧束。是其发表也，能使阳仍不离乎阴，与他物之发散不同。

（乙）能安胎　胎者静中之动，不使动阂其静而胎气不宁，其用在葱之液。

（丙）除肝中邪气　肝者阴中之阳，不使阳羁于阴而肝家留邪，其用在葱之气。

四、主治

（甲）伤寒寒热骨肉痛　阳气外出与所中之风寒争而不胜。

（乙）中风面目肿、喉痹不通　阳气为风寒所缚，欲透达而不能。

（丙）溺血　血为气之汁，从气而化，随气而行，邪火内停则迫气化血，迫津化血，就便则留于太阳而为溺血。葱汁正上下流通，出阴贯阳之液，其辛温之气味又足以驱散内停之邪火，使化者循常，行者复故葱汁亦能止衄血。

五、用法举例

（甲）通脉四逆汤及白通汤　葱至难死，其症阳微欲绝，故用之以培植微阳，即以剔去阳中依附之邪。

（乙）通脉四逆症腹痛者去葱加芍药　阴之逼阳，有散有结，其症散者甚而结者微。故凡阴逼阳，阳涣散而欲绝者，则宜葱白之随阳之所在而使生根；其阴结而阳不得入浮于外而不归者，则宜芍药之开阴结而纳浮阳。

六、维摩法语

葱能上入肺胃，专主发散通阳，妊娠风邪喘嗽，安胎且敷折伤。其叶专散血气，须能主治金疮。

内包为阳涵于阴，透达则纯乎为阳，葱白性平其叶温，叶能止血捣汁良，葱汁解藜芦之毒，葱根治头痛寒伤。

葱茎之中具多叶，欲透未能而气深，含稠涎且复外包紧束，故发表能使阳不离阴，此其特效，价比千金。

能除肝中邪气，安胎亦其所长。胎为静中之动，肝为阴中之阳，不使阳羁于阴而肝家留邪，其用在葱之气，不使动阂其静而胎气不宁，其用在葱之浆。

伤寒寒热骨肉痛，阳气出与风寒争。喉痹中风面目肿，阳为邪缚结不行。葱善通阳统治之，散邪解结法何精。何以又治溺血，邪火迫血下流，葱汁出阴贯阳，辛温行散力优，邪去气化复常，衄血此亦可投。

白通通脉四逆，其证阳微欲绝，葱至难死挽绝阳，且除阳中之邪结。腹痛去葱加芍，阴结阳入不得。

苏

一、经文便读

紫苏辛温，下气杀谷，除饮食而辟口臭，辟恶气而邪毒，轻身通神，贵在久服。梗宽胀而止心痛，枝通经而达脉络。若用其子，下气尤速。

二、物理

紫苏茎叶味辛，而采其叶则于五六月，当未吐花时。夫以大火之令，而采味辛之物，岂不以全火之用金乎。金为火用则气化，以火原出水中，而金固为水母，阳不得阴，不能化也。其色赤入心，心火固气之灵，味辛入肺，肺金固气之主，金火合德，其气温和，是心肺合而营诸阳也。

三、功能

温中达表，既能宣发，又有宣摄。外而六淫可藉宣而驰，内而七情可藉宣而开。肺为阳中之少阴，阳不得阴则气不化，金为火用则气化，则极其宣发；阴为阳守，阳无阴则火僭而气亦不宣，金为火用则宣中有摄，究之摄亦所以成其宣耳。

四、经旨

"主下气，除寒中，其子尤良"。言此物为推陈致新之宣剂、轻剂，气下可使之宣发，气上可使之宣摄，叶偏于散，茎偏于通，子则兼而有之，故曰"其子尤良"。

五、维摩法语

紫苏采以五六月，大火之令阳气张，色赤味甘入心肺，心肺合而营诸阳。

金为水母，火出水中，金火合德，化气无穷。紫苏色赤而味辛，金为火用百脉通。

温中达表，其用在宣，能发能摄，奏效无偏。内开七情之郁结，外逐六淫之纠缠。

下气除寒子尤良，经旨如斯仔细详，气下能宣上能摄，茎通叶散子兼长。

禀气天日晦明，其叶尽挺暮垂，故主下气杀谷，辛香辟恶可知。微温春升疏达，辛散喘逆能医，配杏功同麻黄，消肿利便解肌。子梗降气且宽胀，通行脉络取其枝。上品要药，久服神奇。

菊

一、经文便读

菊花气味，苦平无毒。诸风头眩，目痛泪出，去死肌而除湿痹，利血气而宜久服，耐老轻身，延年可卜。

一、主治

（甲）风头眩肿痛，目欲脱泪出　菊古作"蘜"，穷也。盖穷于上者必反下，剥固九月之卦，菊正以九月花，过是即为复矣。而婆娑剥尽之在上者，纵枯且萎，仍不零落，故能使穷于上之风，若火自息，而反其胁从之津液于根柢。

（乙）皮肤死肌　菊虽宿根重生，然至三月以后，新根既成，旧根遂烂。以之治皮肤死肌者，取其因新根坚固，枯萎自脱也。

（丙）恶风湿痹　菊之苗烈日暴之则萎，潦水渍之则萎，最喜风为之疏荡，湿为之滋养，故能使风与湿之相侵者，反成为相养。

（丁）久服利血气　菊之气无间茎叶根花，菊之津尤能上通下达。

三、用法举例

侯氏黑散以菊为君。治大风四肢烦重，心中恶寒不足，取其能使穷于外之风而自归。

四、维摩法语

菊花气味，苦甘辛平，冬芽秋花，金水之精。益金以平木则风息，补水以制火则热清，芳香治上，此意必明。

利一身血气，逐四肢游风，除头风眩晕立效，收眼泪翳膜多功。春根夏叶取汁饮，疗肿垂死奏效同。

菊古作鞠，其义训穷。穷于上者必反下，剥极必复理所同。菊花枯萎不零落，风穷于上此能通。头眩肿痛目泪出，风火为病神识蒙，菊引风火津下入，依旧清明喜在躬。菊治皮肤死肌，取其宿根重生，新根既成旧根烂，枯萎自脱义何精。

菊苗最喜风荡，又喜湿为之滋，其治恶风湿痹，侵成相养效奇。菊之津气通达，无间茎叶根花，久服最利血气，妙用无以复加。

大风侯氏散当机，以菊为君妙入微。剥尽黄华津内反，风穷于外自能归。

连　翘

一、经文便读

连翘苦平，主治寒热，鼠瘘瘰疬，痈肿疮疖，兼疗瘿瘤，蛊毒热结。

二、经旨

"主寒热鼠瘘瘰疬，痈肿恶疮瘿瘤热结。"鼠瘘瘰疬，无偏寒偏热之症，痈肿恶疮、瘿瘤则有但因寒结者，故宜以寒热鼠瘘疬为句，以痈肿恶疮瘿瘤热结为句，而用连翘斯无误矣。

三、物理

连翘赤茎独上，秋来结萼，气甚清馥，其形属火，其气属金　当夫溽暑之候，诸气懈弛，血脉偾涌。懈弛者多颠踬，偾涌者易壅瘀。僻仄径折，最善颠踬之所也，故鼠瘘瘰疬，气多于血之候，恒生于颈腋；平原旷荡，尤善壅淤之地也，故痈肿恶疮，血多于气之候，恒生背腹；瘿瘤亦气血遭炎敲而颠踬壅淤者。迨至凉飚忽动，万象清明，庶类遂剥落纷纭，顿然改旧，与连翘之治寒热郁结，何以异哉。

四、维摩法语

连翘赤茎独上，结蕚适当秋阴，其形属火，其气属金，其治寒热郁结，个中气化可寻。

溽暑诸气懈弛，血脉偾涌不舒。懈弛者多颠踬，偾涌者易壅瘀。僻径仄折，最是颠踬之所；平原旷荡，尤为壅淤之乡。故在颈腋，恒生气多于血之鼠瘘、瘰疬；而在腹背，则生血多于气之痈肿、恶疮。瘿瘤因何而起，气血多被火伤。连翘金风散暑，万象顿觉清凉。故其所主各症，自能奏其专长。

连翘入气分，心经与包络，故泻心经客热，而为疮家圣药。破血结，散气聚，利小便，消肿毒，除湿热要剂，治热肿首称。以其味苦质轻，故达肌表散斑疹痈肿；以其气辛善攻，故走经络通气滞血凝。

结者散之，与柴胡同功，壅者决之，佐牛蒡更雄。通月水血淋，去寸白蛔虫。

芳烈清凉，解气分热，肝家留滞，尤所当啜。

桑根白皮 附 桑叶、桑枝

一、经文便读

桑根白皮，甘寒气味。主疗伤中羸瘦，五劳六极可治，又主崩中绝脉，兼能补虚益气，其症寒热汗出，桑叶主之则的。

二、经旨

主伤中，五劳六极，羸瘦。劳极之病，有由伤中者，有由伤外者，有羸瘦者，有不羸瘦者，桑皮之所主仅伤中之五劳六极且羸瘦者耳。

三、气味功能

甘辛而寒，寒者其气下归于肾，甘辛者其味上达于脾肺。脾肺者水津运化之通衢，肾者水津归宿之庐舍。上焦运化不愆，则中之伤者以渐可瘳；下焦归宿有方，则外之羸者以渐能旺。

四、物理

桑皮为物坚致韧密，洁净无瑕。剥其皮为纸，则牢固难败；以其叶饲蚕，则吐丝连续。故于崩中脉绝之候，又能补虚益气。明其于内崩则能补虚，而去者可复；于脉绝则能续气，而断者可联也。

五、维摩法语

桑皮甘辛而寒，伤中赢瘦能医，气寒下归于肾，甘辛上达肺脾。肾家归宿有方，则外之赢者以渐而复；肺脾运化不愆，则中之伤者补续可期。

甘寒色白，金土之精，刈而复茂生气盛，劳极得此可回生。此药忌火，蜜炙勿行。

劳极之病各别，桑皮专主伤中，且必证见赢瘦，此外妄投无功。

桑皮为物，致韧而坚。剔其皮为纸，则牢固难败；采其叶饲蚕，则吐丝相连。故于崩中脉绝，补虚益气功专。于崩中既能补虚，则去者可复；于脉绝又能续气，则断者可联。

桑枝 附一

周身关节能利，三气诸痛可除，桑枝不寒不燥，常服四体清疏。

桑叶 附二

苦甘其味，能清能和，气寒入太阳，而除寒热出汗，燥湿多功。

萎 蕤

一、经文便读

萎蕤甘平,中风暴热,不能动摇,筋跌肉结,是诸不足,久服润泽。

二、气味功能

能通风热阻络。萎蕤气味甘平,节节有须,冗密滑泽,不徒使络中之液能柔热之暴,且可使肌肉间热能化液之结,骨节既通,阳施阴化,血脉肤腠自尔和畅矣。

三、比较

凡有节有液之物皆能通,故竹沥能通风火阻经,菖蒲通风痰阻窍,萎蕤则通风热阻络。

四、主治

萎蕤甘平滑泽,善通风热阻络,故治下列各症:

(甲)中风暴热,不能动摇 夫气为人身之阳,津唾血液为人身之阴,若病邪以渐而来,则彼此相引,或化为寒,或化为热。倘邪既骤,感化甚速,则阳之从化易,阴之从化难,且阴原系泄泽骨节之物,乃适遭中风暴热,阳已与之俱化,阴依骨为梗,则阴之阻足以助热,阳之留亦足以戕阴,两不相通而均不相下,近骸之短络遂痹，机械因之废弛，又何自能动摇耶。

（乙）跌筋结肉诸不足　风邪搏于肌肉，精气互结不解，曰不足，明非精气有余。

（丙）面生皯疱　津滞所致。

（丁）面不润泽　津枯所致。

五、维摩法语

萎蕤甘润性缓，滋肺益肾多功。补而不滞，不犯中宫。主治虚劳客热头痛，善调厥阴久袭之风。

凡物有节有液，皆能开通阻塞。风火阻经，竹沥功多。风痰阻窍，菖蒲效捷。风热阻络主萎蕤，以其甘平而滑泽。大凡人身气液，感邪则化寒热，至于气中津液，原以泄泽骨节，人若暴中风热，气化而液斯结，以此不能动摇，萎蕤息风制热，既通骨节阻滞，且化络中之液。

津滞面生皯疱，津枯面不润泽，跌筋结肉诸不足，统主萎蕤为定则。

甘平多液，禀性阴柔，惟主风热湿毒湿注腰痛，此外一概不收。今人每用代参芪，虚症得此曷能瘳。

白头翁

一、经文便读

白头翁气味苦温，主温疟狂易寒热，积散聚止腹痛，而疗金疮败瘰气，破癥瘕而逐瘀血。

二、物理

白头翁色紫，紫为赤黑相兼，正与热依于骨髓合，而近根处有白毛，毛为肺所主，白又其色，是使水中之火达于金，从皮毛而解。故《本经》标其首功曰："主温疟。"

三、功能

味苦主降，性温主发，能使水中之火达于金，从皮毛而解。

四、主治

白头翁能使水中之火达于金，从皮毛而解。故统治下列各症：

（甲）温疟热依于骨髓。

（乙）癥瘕热依于血。

（丙）积聚热依于饮。

（丁）瘰气热依于痰。

（戊）腹痛热依于肠胃中脂液。

（己）金疮鼻衄热随血出。

（庚）毒利津液下溜而热随出。

五、用法举例

仲景于厥阴热利及产后下利均用之。

六、维摩法语

白头翁性温主发，味苦主降，厥阴热利要药，治产后利尤当。味苦性温色紫，紫为赤黑相兼，象徵热依于髓，根有白毛如粘，水中之火达于金，解从皮毛效可占。

温疟热依于髓，癥瘕热依于血，积聚热依于饮，瘿气热与痰结，金疮鼻衄热随血出，毒利腹痛热依于脂液，凡此水火为病水中之火为病，均宜引从金泄，惟白头翁主治妙绝。

秦　皮

一、经文便读

秦皮苦寒，风寒湿痹，除身中之洗洗寒热，祛目中之白膜青翳。

二、物理

凡物气之寒凉者从阳入阴，味之辛甘者从阴入阳，色之青赤白上行，臭之腥臊者下降。秦皮者，其树高纵而小，味苦气寒，色青以碧，为禀阴气厚而行于阳。夫色之青碧，畅茂盛长之应也，气味之苦寒，严厉肃杀之应也。

三、主治

（甲）《本经》主风寒湿痹，洗洗寒热　于严厉肃杀中行畅茂盛长之化。

（乙）仲景以治热利　于畅茂盛长中振严厉肃杀之威。

四、用法

（甲）凡肝胆之火上行而水不继者可用　此物之用在皮，凡木之皮主吮抽津液以上行。

（乙）凡目睛有青翳白膜者可用　秦皮青而有白点，皮者肺之合，目之白睛为肺所主，故治之。

（丙）男子少精、女子带下者可用　少精为地气不吸于天，带下为阴精不还于阳，用秦皮引阴以交阳，致阳以行阴。

五、维摩法语

秦皮苦寒，严厉肃杀之象，其色青碧，畅茂盛长之征。《本经》主风寒湿痹，是严厉肃杀中布畅茂盛长之化；仲景以治热利，则于畅茂盛长中效严厉肃杀之能。

木皮吮津上达，色青亦主上行，秦皮色青用皮，木火上甚能清。白睛肺所主，皮为肺之合，秦皮色青有白，点青翳白膜之圣药。

男子少精为地气不吸于天，女子带下为阴精不返于阳，秦皮畅茂而严肃，善引阴阳主治良。

色青苦寒其性涩，补肝胆而益坎宫，以其涩而秘气，故合有子精充。

苦降主青白翳障，苦燥治风寒湿痹。以其平木，故疗小儿惊痫；以其涩收，故除崩带热利。若佐黄连，治眼痛多功；一味煎汤，洗赤眼有益。

其色青碧，生于水旁，水木相生春意满，风寒湿痹主之良。治目热风泪不止，允推独到专长。

大　枣

一、经文便读

大枣甘平，心腹邪气，补气则通窍助精，安中养脾平胃，滋津而补不足，和百药而四肢亦利。

二、物理

联木火之德，成合火土之用。大枣木红生刺，实熟必丹，讵非全禀火德，而味甘性缓臭香，又纯乎属土，以是确为以火生土之物。夫火之生土，岂以凡火遇物辄令灰烬成土类哉，亦良以气相嬗耳。

三、特性

枣肉厚含津，津液紧贴于肉，不能挤泌而分，非如他物可压而取汁也。大似土气之润，其质腻滞而性疏通。

四、经旨

主心腹邪气，安中养脾，助十二经，平胃气，通九窍，补少气、少津液、身中不足，大惊，四肢重，和百药　夫以味甘性缓臭香之物，苟无火气运用其间，则能滞物而不能动物，惟有火气运用，则以补中，遂能托心腹之邪以安中，遂能行十二经之气以平胃，遂能通九窍之出纳矣。寒邪着人，中气不足以逐之，缘少气也；热邪着人，中气不足以逐之，缘少津液；脉结代、心动悸，十二经之气不足也；火逆上气、咽喉不利，津液不足而胃气不平、九窍不和也。推安中之极功，能使气之乱者收，则除大惊矣，推助十二经之极功，能使经气嬗代者无留滞，则除四肢重矣。入攻剂以安中养脾平胃，入补剂以助经气、除邪气，则谓之和百药也。

五、用法举例

（甲）姜与枣联，为和营卫之主剂　姜以主卫，枣以主营。

（乙）用枣以安中和营。

一、姜枣同用者，如炙甘草汤、橘皮竹茹汤。

二、用枣不用姜者，如当归四逆汤、苓桂甘枣汤。

（内）姜枣同用之定法。

一、受柴桂二方之节制以和营卫为主　小柴胡汤治邪之出入于营卫，桂枝汤则治邪之轩轾于营卫。

二、不受柴桂之节制或以防外散之太过，或以助内达之不及，亦皆涉及营卫，营卫之气为阻于外，欲开而出之又恐其散之猛也，故麻黄剂中加用之，以防太过。此欲其力之匀称，故分数仍柴桂之法。营卫之气为邪阻于内，欲补而达之，又恐其补之壅也，则人参剂中加用之，以助其不及，此欲其和里之力优，而后外达能锐，故枣重于姜。

（丁）以大枣主心腹邪气　非谓泛主心腹间之邪停气滞，必心腹间因邪气而中不安、脾失养，方可以枣主之。

（戊）以大枣主身中不足、大惊　枣之治惊，但治实中之虚，虚中之虚，馀则均不可用。

（己）以冬配姜则治血，离姜则治津液津液周彻上下，遍布内外，与营气通连，血主于心，津液系于腹。以枣治心腹间不正之邪气，欲其外行，恐其大泄越，则以枣辅发散之物，使循经由轨潜行暗达，无一往无前之决裂；欲其内守，恐其太凝滞，则以枣辅补益之品，使展布洒陈不遗不滥，无壅淤泛滥之积弊。

（庚）理膜理之痈脓以排脓汤排而出之，治腹内之疼痛以小建中调而达之，皆有藉于营卫之通行。

（辛）用大枣以专理营气　枣体静而喜动，与营气之潜行暗转，内遍藏府，外彻骨节，无一息暂停者相合。枣花密而喜疏，与营气之不宜盛不宜衰，须恰当其可，倘过盛则为痈脓、为吐衄、为崩漏、癥瘕、为鼓胀者相合。

（壬）诸杂症用枣然总不离乎治营卫津血之大法。

一、半夏甘草二泻心汤　上吐下利，仓皇奔迫，用枣以守其津液之外驰。

二、十枣汤、葶苈大枣泻肺汤　水饮壅淤，势宜峻逐，用枣以抑药性之太过，固元气之遗馀。

三、桂苓甘枣汤、麦门冬汤水不化津液、不泽槁，下气上逆，用枣以缓其迫促，调其冲激。

四、黄芩汤、黄连汤　邪气内横，欲越不达，欲泄不利，用枣以驯其急躁，消其冲突。

五、薯蓣丸　用枣以联补药散药之不和。

六、附子粳米汤　用枣以通病情治法之相梗。

七、甘麦大枣汤　用枣以涵性情。

（癸）痞鞕痞满之可否用枣。

一、胁下痞鞕，则去枣加牡蛎　痞鞕为阴邪，胁下为阴位，故宜牡蛎之体阳性静者治之。

二、心下痞鞕则可用枣　心下为阳位，痞鞕为阴邪，阴邪踞阳位，自必以体阴性动之大枣辅正以驱邪。

三、胁下痞满则不忌枣　痞满为阳邪，胁下为阴位，阳邪踞阴位，故不忌枣，然非以枣治痞满也，枣之治仍在安中。

六、古方示范

（甲）桂柴二方之和姜枣，以调营卫　营者，营养也，卫，捍卫也。营养者非能阻而御之，欲其阻而御之，非卫而谁。故二方均得用姜枣也桂枝汤治邪之轩轾于营卫，小柴胡汤则治邪之出入于营卫。

（乙）麻黄剂中和枣，以防外散之太过　例如大青龙、越婢、文蛤、麻召赤豆、桂甘姜枣、麻附细辛等汤皆是也。

（丙）人参剂中用枣，以助内达之不及　例如生姜泻心、橘皮竹茹、吴茱萸、炙甘草、旋覆代赭等汤皆是也。

（丁）桂枝、小柴胡二汤治寒邪着人，中虚少气不足以逐之。黄芩、越婢二汤则治热邪着人，中虚少津液不足以逐之。

（戊）十枣汤　治津液不宣布而悬结　此因用药过峻，恐不特泄去其饮，将尽人之津液胥泄之，故以枣约束营气而存津液。

（己）麦门冬汤　治气不下归而上逆　此用枣以养脾，气不足平胃气上逆，欲使其由营养而流转一身。

（庚）炙甘草汤，治十二经之气不足，而麦冬门冬汤则治津液不足而胃气不平、九窍不和也。

七、维摩法语

大枣纯乎属土，味甘性缓臭香，木红实熟必丹，全禀火德之光。惟其土得火用，居中以运四旁，补中故能托邪，平胃九窍亦通。安中行十二经，津气不足能充火色土味，建立中焦，温养脾胃，百脉自调。中虚少津少气，寒热乘虚袭人，大枣补脾平胃，除邪之功如神。

大枣能和百药，质腻而性仍通，入补剂则入十二经气以除邪，入散剂则能养脾胃而安中。

枣入营以甘补，姜入卫以辛通，辛甘发散助阳，调和营卫之功。

若欲双和营卫，姜枣同用法在。安中和营，有枣无姜。治邪之出入于营卫，主小柴胡最合；而邪之轩轾于营卫，以桂枝汤为良。

古方姜枣同用，除邪营卫能通，小柴桂枝二法，可谓得其环中。然有太过不及，其用因而不同：营卫之气

216

为邪阻于外，以麻黄剂开而出之，用姜枣如常法，以防外散太过；营卫之气为邪阻于于内，以人参剂补而达之，法宜枣多于姜，以助内达成功。

一切心腹邪气，大枣岂能悉除，因邪而中不安，枣则补而能疏。

大枣何以治惊，但治实中之虚，虚中之虚亦主，于法不治其馀。以枣治血，法宜配姜，以治津液，离姜何故？以血主于心，津液汇于腹，大枣补而能疏，故治津液宜独。

欲其外行，恐其太泄，发散之品辅之以枣，则无一往无前之决裂；欲其内守，恐其太凝，补益之品辅之以枣，则无壅淤泛溢之可能。

枣和营血，古法宜宗：以小建中调而达之，则治腹内之疼痛；以排脓汤排而出之，则理腠理之痈脓。

营气潜行暗转，从无一息暂停，枣体静而喜动，故能助十二经。营气不宜过盛，盛则吐衄、痈脓、崩漏、癥瘕、鼓胀，为病至酷且凶，枣花密而喜疏，治此恰合而容。

大枣甘平，其用较多，其在甘麦大枣汤，乃用之以涵育性情。而在黄芩黄连汤，则用之以平其偏颇。至若附子粳米汤，用枣以通病情治法之相梗。《金匮》薯蓣丸，用枣以联补药散药之不和。他如麦门冬汤、桂苓甘枣汤，以津液耗损，下气上逆，故用枣以缓其迫促，调其冲激。而在十枣汤、葶苈大枣汤，以水饮壅淤，势宜峻逐，则用以抑药性而固真元。又如甘草泻心汤、半夏泻心汤，以其证上吐下利，仓皇逼迫，宜用枣以守其津液之外奔。综观诸症之用枣，营卫大法首当论。

胁下痞满不忌枣，胁下痞鞕枣勿施，心下痞鞕仍用枣，妙用莫测果何为。痞鞕为阴邪，胁下为阴位，此宜牡蛎之体阳性静者以软坚。痞鞕为阴邪，心下为阴位，必用大枣之体阴性动者以逐邪。又以痞满为阳邪，胁下阴所家，阳邪踞于阴位，治以大枣无差。

石　蜜

一、经文便读

石蜜气味甘平，补中而益气力。大能止痛解毒，且治诸惊痫痓。安五藏之不足，主心腹之邪气。和百药而除众病，久服轻身强志。

二、功能

益气补中形体象脾旁无倚着，安五藏诸不足润泽丰腴，凝定充满，止痛解毒甘醇之功，除众病和百药缓中之效。

三、经旨

"主心腹邪气、诸惊痫痓、安五藏诸不足"，言能于心腹邪气、诸惊痫痉中，安五藏诸不足也。蜂之酿蜜，虽常若扰攘，卒不乱其行，即偶或受惊，亦旋乱旋定。

四、比较

（甲）蜜　主入五藏，其润泽滑利有殊功　甘能受和，故性宽缓，能益能和。

（乙）蜡　其用多在六府，其辟谷止利有大验　因不受和，故性专一，能止能涩。

五、用法

津会于胸，液着于骨，总因津液内竭而用蜜。

（甲）大陷胸丸、甘遂半夏汤　在胸之津尽搏于饮，则饮去而津亦亡，故逐饮剂中驭之以蜜，使饮去而津不大伤。

（乙）理中丸、薯蓣丸　在胸之津为阴所霾，则熇其阴而津必耗，故温中之剂和之以蜜，使阴见晛而津不耗。

（丙）乌头汤、大乌头煎　邪痹于液，或为骨节屈伸不利，或为牵引急结，欲开其痹，转恐阂其液，则以蜜监之，使痹开而液无所与。

（丁）大黄䗪虫丸、下瘀血汤　血，液属也。痹而不行，故欲开之，则亦以蜜监之，使瘀去而新留。

六、用蜜大法

（甲）和蜜入药 _{以蜜为丸}泻药得之缓其泄，毒药而得之缓其毒，热药得之和其燥，寒药得之和其冽，补药得之俾留恋而速行，散药得之俾行徐而不尽量。

（乙）化蜜入药_{药成更化入蜜} 或固护其阴液，或滑泽其途径，或资其芳香润中以启脾胃，或假其至甘以化阴火。

（丙）化药入蜜 例如乌头煎、大乌头煎 药之过燥使化为润，则无燔灼之虞；药之过健使化为缓，则无孟浪之患。以形而论，正似骨节屈伸泄泽之液；以用而论，则能驱风寒湿杂合而成之痹。

（丁）化蜜入水 例如大半夏汤 化蜜入水，欲水之不冲激也；扬之，欲使其水纵上涌仍就下也；以多水煎，消其五之四，欲其纯化，以噓枯泽槁也，故用治胃反。胃反非饮不成，化蜜入水，扬之二百四十遍，以水一斗二升，煮取二升半，皆所以治饮者也。

七、维摩法语

蜂蜜甘香，性极和平。解毒且主惊痫痉，生气所聚百花精。甘平入脾肺，益气而补中。和脾润肺止痛，滋燥和营多功。生者性凉熟性温，缓急和药百病通。

蜂之酿蜜，常若扰攘，实则有序，不乱其行。即或偶尔受惊，旋乱旋定如常。故能于心腹邪气、诸惊痫痉中，补诸不足而复其安康。

蜜之与蜡，功效各别。蜜入五藏，其润泽滑利之功多；蜡主六府，其辟谷止利之效捷。蜜甘受和，故性宽缓，能润能补；蜡不受和，故性专一，能止能涩。

液着于骨，津会于胸，总因津液内竭，用蜜以缓其冲。有如津搏于饮，饮去而津亦忘，故逐饮剂中用蜜，饮去而津不伤。又如津为阴所霾，熇饮而津必消，温中之剂和以蜜，阴见晛而阴亦饶。骨节屈伸不利，或为牵引结急，邪痹于液，故尔药宜监之以蜜。血属于液，痹则不流，开痹药中监以蜜，欲其瘀去而新留。

和蜜入药，取其缓和。毒者泄者缓其性，寒热得之两无过。散药得之，俾行徐而不尽量；补药得之，俾留恋奏效更多。

化蜜入药，妙用无穷：或固护其阴液使不竭，或滑泽其途径使易通，或假其至甘以化阴火，或资其芳香以益中宫。

化药入蜜，其用尤多：化燥为润，化峻为和，以形而论，正似骨节屈伸泄泽之液，以用而论，则能驱风寒湿杂合之痏。

化蜜入水治胃反，大半夏汤立法精。水得蜜则和缓不冲激，水扬之则上逆而仍下行，以多水煎、消其五之四，俾化气嘘枯使复荣。此为治饮妙法，胃反非饮不成。

饴 糖

一、经文便读

饴糖味甘，微温不热，主补虚乏，止渴去血。

二、功能

善补虚乏。行而无资谓之乏，人身之行者血气耳。夫反正为乏，非气血之当行不行而何。又气血皆禀于脾，则虚乏者不可谓非脾气不给矣。土滞以木而疏，土虚以木而困。饴糖柔润芳甘，正合脾家土德即以缓肝之急，以肝固罢极之本，虚乏之所从来也。

三、经旨

主补虚乏，止渴去血　仲景用饴糖，多在建中汤，建中汤症多有腹痛，此血当行不行之验也。是故饴糖，非能去瘀血也，能治血当行不行为腹痛者耳。仲景用建中，止云"治腹痛"，不云"下瘀血"。

四、比较

酒与饴糖。

（甲）酒　酿酒之曲，先肩粉而后盒造，为拗折其生气，拗折者郁，弥久而性尽猖，故性急，为缓物之报使。

（乙）饴糖　造糖之药，浸令生芽而后磨粉，为引动其生机，生发者萌，旋达而气已畅，故性缓，为利剂之柔佐。

五、古方示范

（甲）桂枝加芍药汤主满而痛，小建中汤则主治急痛　桂枝加芍药汤即小建中汤少饴糖耳，下后邪气内传为满痛是实，虚劳产后腹痛是虚，仅饴糖一味之转移，治症遂虚实不侔，犹不可见饴糖善补虚乏邪。

（乙）大建中汤之饴糖，独多而势合，纯用辛甘，力厚气专；小建中汤之饴糖，体均而势分，兼用酸苦，力乱气薄。两建中皆以饴糖为君，君尊而臣从命则大，君卑而臣擅命则为小。

（丙）小建中汤症心中悸而烦，是阳之盛，当开辟其途径，故重用芍药。炙甘草汤症脉结代心动悸，是阳之踬，当滑泽其道路，故用地黄、麦冬。能使阴阳巽而相入，在炙甘草汤则麻仁、阿胶，在小建中汤则胶饴之功为大矣。

（丁）治悸诸方比较　夫悸有心中自动者，心液虚也；有他处动而连及心者，水饮也。而水与饮又复有别，则以下焦外连卫气，其地旷荡，水饮居之则能内冲外薄，渺无涯际，故为水；上焦之约束严，水饮若在，终不能肆，故仅为饮。试观下列诸方，则知其治悸之各异矣。

茯苓甘草汤治因水而悸、真武汤主上焦之悸、茯苓桂枝甘草大枣汤主下焦之悸、炙甘草汤及小建中汤均主心液虚之悸。

（戊）小建中、炙甘草汤何以均主心虚自动之悸 心之用在阳，而体阴，故其取象协乎两阳外丽、一阴内守之离。自动之悸，为内阴欲出而阳不安，连及悸为外阴内侵而阳不安。

六、维摩法语

饴糖善补虚乏，且能止渴养血，以其柔润芳甘，正合脾家土德。行而无资曰乏，虚则脾气不给，气血当行不行，甘温是其所悦。

肝为罢极之本，虚乏之所由来，饴糖善缓肝急，温补虚乏首推。土虚以木而困，肝缓土即得培。

酒与饴糖，用法两歧。酿酒之曲，先屑粉而后盦造，为拗折其生气而性急；造糖之蘗，浸令生芽而后磨粉，为引动其生机而性迟。盖拗折者郁，弥久而性益烈，生发者萌，旋达而气已衰。故酒为缓物之报使甚当，而糖为急剂之柔佐最宜。

饴糖善补虚乏，证之古方益明。下后邪传满痛，主桂枝加芍则已；虚劳产后腹痛，惟小建中汤能平。一虚一实，立法何精。大小建中，取义尤确。大建中纯用辛甘，力厚气专；小建中兼用酸苦，力乱气薄。盖小者饴糖体均而势分，大者饴糖独多而势合。

炙甘草汤主治心虚动悸，是阳之颠；小建中汤亦治心虚动悸，是阳之强。阳强者当开辟其途径，是以重用芍药；阳颠者当滑泽其道路，故佐麦冬、地黄。使阴阳巽而相入，则二方各有其长，一为效由阿麻，一为功在饴糖。悸有自动、连及之别，心体象离，医家宜观。自动之悸，为内阴欲出而阳不静；连及之悸，为外阴内侵而阳不安。连及者由水饮泛溢，自动者乃心液虚寒。水与饮有别，审证更当明。上焦之悸饮为患，下焦之悸水纵横。因水而悸可主茯苓甘草或苓桂甘枣，因饮而悸惟真武坐镇则诸症自平。悸由心液虚损而自动，惟建中、复脉奏功最宏。

盐

一、经文便读

（甲）戎盐　戎盐咸寒，功在明目，可去蛊毒，能坚肌骨。

（乙）食盐　食盐甘咸，气寒无毒，肠胃结热，喘逆可服，病在胸中，令人吐出。

二、物理

（甲）戎盐　戎盐藉水而结，嵌土石间，似目睛一；状如累基，层叠包裹，似目睛二；卤水必浊，戎盐则莹，似目睛三；色惟青黑，似目睛四；咸能使火降，寒能使火清，是以允为明目治目痛清火降火之物矣。

（乙）食盐　卤盛之候，秉炬以照，炬为卤气所冲，随即息灭，其气上行，故令人吐。盐者非他，皆不能流通之水，不生草木之土，用火炙治以成。而其性温，则于人亦治水与土之顽矿而已。

三、功能

（甲）戎盐　止血、利小便　止血之因火迫而散乱，利水之不归壑而漫于土。

（乙）食盐　善令人吐　盐入人口，能令人液升而裹之，于是复多饮水以激之，乃能作吐，非盐能令人吐也。盐摩人身，能令风火消除，肌肉坚固，不必其服之也。

四、比较

戎盐与食盐之凝血同，而伤津不伤津则异。

（甲）戎盐　挽血液而使凝，未尝不渗泄津液，而终凝血。以其自然而生，其成难其化，入津液亦难。

（乙）食盐　劫痰涩而使吐，未尝不能凝血，而终渗泄津液。以其假火日烹炼，其成易，其化入津液亦易。

五、主治

（甲）戎盐主心腹痛　其病在痰。惟其痰之稠，势则凝固胶粘，久留不动，故以戎盐化而渗之，痰去而不卒者能已，其症缓，缓者必有咳吐而仍留、泄利而不去等候。

（乙）食盐主心腹卒痛　其病在饮。惟其饮之稀，力能攻冲击撞，乍发乍止，故以食盐劫而吐之。饮去而卒者能已，其症急，急则必有欲吐不得、欲下不能等状。

六、食盐之功过

（甲）令人吐以去病，以腌鱼肉则能经久不败取其散去津液而受日暴火炙，以摩人身，能令风火消除，此食盐之功也。

（乙）大能耗精泣血，以沾布帛则易致朽烂因其卤气湿浥，纵日暴火炙，益易朽烂，能令人咳，肌肉胝皱，此食盐之过也。

七、食盐用法举例

（甲）伤寒时气，温病头痛，壮热脉大，取盐一升，以汤送之，腹中当绞而吐，更覆取汗而便差。

（乙）卒腹痛，用食盐一大把，多饮水送之，当忽吐即差。

（丙）仲景用以摩头风。

（丁）下部蚀疮，炒盐布裹坐熨之。

（戊）下利肛痛不可忍者，熬盐包坐熨之。

（己）溃痛作痒，以盐摩其四围即止。

八、维摩法语

戎盐色分青赤，水结土石而成。是为天一之精，化生五行。故益五藏而去蛊毒，以藏气交会而地平。

润下之味作咸，食盐以水为根。在人血脉应之，血腥而咸性存。血病毋多食咸，脉凝而色不鲜。煎盐收以皂荚，盐味故似辛，然辛咸走肺走肾，嗽肿消渴大忌。引痰涩血助水，水肿戒之有义。何以能破积热，以北制南有说。补肾入其本藏，补心软投所悦。何以能吐痰癖，咸味主乎涌泄。软坚何以坚骨，骨消血泥湿热，有如盛夏湿盛，肉物易于溃啮，盐性咸寒制之，乃能经久不弊节嵩崖语。

食盐走血，下气引涎，热结喘逆，咸涌则宣。喜咸色黑，耗血可验。水肿忌食，助水病缠。盐汤探吐，水毒可解。炒热裹熨，风火能痊。

戎盐清降火热，功专明目。食盐善令人吐，劫其痰涩。食盐大能渗泄津液，而凝血之力薄。戎盐虽亦渗泄津液，而凝血之功专。故一则劫痰涩而使吐，一则挽血液而使凝。盖戎盐由自然而生，其成难，其化入津液亦难，而气缓；食盐则假火日烹炼；其成易，其化入津液亦易，而气升。

食盐因何令人吐，盐入人口津液升，复多饮水以激之，乃有作吐之可能。盐非令人吐，于此益可徵。

人之水土顽矿，何以食盐能医。盖以盐之为物，性温火炼成之，其始也乃不能流通之水，与不生草木之泥。

心腹卒痛病在饮，非食盐不治；心腹常痛病在痰，惟戎盐能医。惟其痰之稠势则凝固胶粘，久留不动，故以戎盐化而渗之，痰去而痛即已；惟其饮之稀力攻冲击撞，乍发作止，故以食盐劫而吐之，饮去而病自衰。

戎盐止血利小便，经旨深长仔细看。血因火迫而散乱，故宜于戎盐之清滋凝固。因水不归壑漫于土，故宜于戎盐之渗泄咸寒。

食盐甘咸气寒，功兼外治内服。以作汤饮，能解肠胃热结，降逆吐痰。以摩人身，能令风火消除，肌肉坚固。

食盐为物，有过有功。虽能耗精泣血，然亦熄火消风。能令人咳，又使肌肉胝皱，吐以去病，顿教胸次清空。

头风或溃痛作养，以食盐摩之即已。肛痛及下部蚀疮，炒食盐裹熨则良。又如感邪头痛，肚热脉大卒暴，吐下不得，头痛难当，均宜汤送食盐，得吐其病若忘。

酒

一、经文便读

酒味苦甘，辛热有毒。主行药势，杀百邪，恶毒诸气亦可去。

二、功能

（甲）行气散结　稻米之性本热且滞，而郁而激之，变濡迟为迅烈，观其隆冬沍寒之际，不假烹炼，自然如鼎之沸，使其质如粥之糜，以渐而消，故能行气散结。

（乙）行血去瘀　以谷而竟消成汁，始则变白为黄，久则变黄为赤，其性复动汤不羁，故能行血去瘀。

三、经旨

"行药势"言某药本治某病，特其机势不张，藉酒以行之。又杀百邪恶毒气者，言邪毒之沉痼及积冷非解散所能治者，必以酒劫而行之也。

四、用法举例

（甲）水酒合煮之汤　补阴剂中以酒通药性之迟滞，散寒剂中以酒破伏寒之凝结。例如：

炙甘草汤，酒七升，水八升；当归四逆加姜萸汤，酒水各六升；芎归胶艾汤，酒三升，水五升。

（乙）诸法

一、以下丸散，藉以行补药之滞者有：薯蓣丸、肾气丸及天雄散，藉以通邪气之结者有：九痛丸、赤丸、侯氏黑散，藉以逐隧道之涩者有：大黄䗪虫丸、土瓜根散，藉以和血脉之壅者有：当归芍药散、当归散、白术散。

二、用以洗药　抵当、调胃承气及大承气之大黄，均用酒洗驶者复益之以驶，欲其过而不留，去病而不伤正。

三、用以渍药取汁　防己地黄汤之防己、防风、桂枝、甘草酒渍取汁，合地黄汁饮之不取其助补剂之行，反取其增散药之烈。

四、用以渍药　红蓝花酒　此方寓驱风于行血之中，即行血于驱风之内血和风自灭。

（丙）鳖甲煎丸　先以酒煎鳖甲为胶，合诸药成丸。其用酒在最先者，以破癥坚邪气欲其自内而外，酒宜在药内也。

（丁）下瘀血汤　以酒煮丸而服。其用酒在极后者，以去癥瘕积血欲其自上而下，酒宜在药外也。

五、维摩法语

酒寒不冰性热，甘苦辛酸味殊。辟寒利血养气，行药剂肴所需。甘者性醇苦性烈，色白升清通脉红，皆能助火资痰湿，行药辟寒第一功。

稻米性本热滞，酿酒变为迅烈。观其大寒不冰，可悟行气散结。酒为谷消成汁，其色始变为白，久变黄赤性动，故能去瘀行血。

酒可用以渍药，若以洗药尤良。大黄一经酒洗，去病而正不伤。用酒渍药取汁，汤如防己地黄，或用以下丸散，壅涩结滞能通。酒水合煮汤药，补剂散剂不同。在补阴剂中，药性之迟滞可解，在散寒剂中，伏寒之凝结能攻。

某药机势不张，藉酒可以行之。邪毒沉痼积冷，惟以酒劫为宜。酒杀毒邪行药势，经文具有复何疑。

鳖甲煎丸以酒煎鳖甲为胶，下瘀血汤以酒煮丸而服焉。一则用酒在极后，一则用酒在最先。盖破癥坚邪气欲自内而外，故酒在药内而势顺，而去癥瘕积血欲其自上而下，故酒在药外而力全。

烧酒能御三气，性烈遇火即燃。陡泻溲清饮即愈，且消冷积效如仙。若以外治寒湿痹，频摩热拓痛可捐。醉后恶寒厚覆死，过饮寒冷或吸烟。此亦致死是为逆，引火外达一句玄。

枳椇解酒煎汁饮，黄酒人乳和服良。外用生熟汤浸体，大醉不醒此法当。

淡豆豉

一、经文便读

淡豉气味苦寒，烦燥满闷寒热，或因伤寒头痛，或由瘴毒之贼，兼疗两脚疼冷，虚劳喘吸不得。

二、物理

大豆为物，皮黑肉黄，故其用能致阴气于土，而贯土气于阴。豆为肾谷，色黑性沉。窨熟而成轻浮，主启阴藏之精上资秉土德，宣水化。

三、功能

轻扬导达。色黑性沉，能于极下拔出阴翳，变沉伏为轻扬，故能开发上焦抑郁，宣导浊阴逗留在上则取其轻扬，在下则取其沉重。

四、比较

豆卷善发极下之闭郁，而豆豉则善发上焦之蕴结。豆性本重，入水即沉，浸水之而使为黄卷，则益重而下行，故善发极下之闭郁；蒸之火而使为豆豉，则变轻而上行，故善开上焦之蕴结。

五、主治

烦燥满闷。烦为阳盛，躁为阴逆，阳盛而不得下交，阴逆而不能上济，是以神不安于内而为心中懊侬，形不安于外而有反覆颠倒。上以热盛不受阴之滋，下以阴逆不受阳之降，淡豉能散阴之上逆，故治之。

六、特效

专主阳经之烦躁。阴经烦躁为阴阳相逐，阳既败北，阴复追之，即沉重之姜附，辅其阳弱不足。阳经烦躁为阴阳相搏，其力足相敌，两不相下，虽轻扬之豆豉，散其阴逆有余。

七、经旨

"伤寒头痛寒热瘴恶毒烦躁满闷"言其治烦躁满闷也，非特由于伤寒头痛寒热者可用，即由于瘴气恶毒者亦可用也。

八、用法举例

（甲）栀豉　宜于汗吐下后　栀子泄热为纵，能通上下之道，故宜于汗吐下后，表邪已减之际。

（乙）葱豉　宜于伤寒初起　葱白通阳为衡，能达内外之情，故宜于病之初起，卒难辨识之时。

九、维摩法语

豆为肾谷，色黑性沉。窨热为汁则轻浮，启阴精上滋肺心。肉黄又秉土德，故能致阴气于土，而贯土气于阴。

大豆窨熟为豉，沉降而又轻浮，其力入于极下，阴翳能拔能搜，开发上焦抑郁，宣导浊阴逗留。

豆卷与豆豉，功用两分明：黄卷以水浸而益重，故极下之郁闭能发；淡豉以火蒸而轻扬，故上焦之蕴结能行。

阴逆不能济阳，则形不安于外而躁。阳盛不能交阴，则神不安于内而烦。心中懊侬，颠倒覆翻，烦躁满闷主淡豉，阴逆能平治其根。

豉主烦躁满闷，经旨包含两端：一为烦躁满闷由于瘴气恶毒，一为烦躁满闷由于头痛伤寒。

汗吐下后主栀豉，伤寒初起葱豉宜。盖栀子泄热能通上下之道，故宜于汗吐下后表邪已减之际；而葱白通阳能达内外之情，故宜于病之初起卒难辨识之时。

豉主阳经烦躁，不主阴经何居。盖阴经烦躁为阴阳相逐，虽沉重之姜附，辅其阳弱而不足；而阳经烦躁为阴阳相搏，即轻扬之豆豉，散其阴逆而有余。

豉治虚烦，涌吐多功。得葱发汗，得酒治风。得薤可治痢，得蒜止血红。仲景栀子豉，活法妙无穷。

米　醋

一、经文便读

醋味酸温，阳在阴中。主消肿散水杀邪，木通疏土之功。

二、物理

粳米大益胃气、沁心脾，以为生血化气之源。用以酝酿为醋，使合德于肝，能收即能散。敛其阳之淫，以归于阴，还以夺其阴之壅，以舒其阳之用　血者本于心之能化，而后有脾胃之生，本于脾胃之生，而后有肝之藏。

三、功能

敛而能散能散脾七肝三家之热壅。木曰曲直，曲直作酸，木属阳，阳郁则发，此作酸之义也。夫木本阴中之阳，阳在阴中奋决，欲出而尚不能离阴，是就阳畜阴中即有阴得阳舒之妙，乃天地人物之枢机也。

四、主治

消痛肿土之结滞、散水气土之癖注、杀邪毒土之不宣。消之散之杀之，皆木能疏土之功　酿米为醋，是为抑心脾之生化使归肝藏，是以肝木充沛能效疏土之职。

五、用法举例

醋能散心肝脾三家之热壅，故于下列各症能效其用。

（甲）协半夏、鸡子白，治喉间生疮。

（乙）合芪、芍、桂枝，治黄汗。

（丙）用渍乌梅，蒸之米上，是挽酸泄使入土中。

（丁）和以胆汁，用为导法，是引苦降，俾泄中有收。

（戊）同雀粪溃痛疽，同釜底墨消舌肿，同泥消火伤，沃炭清血晕，淬石涂乳痈，煮熟沃疔肿。

六、维摩法语

粳米酝酿为醋，味酸合德于肝。能敛而又能散，阴阳妙义多端。阳畜阴中欲出，阴得阳和而安。

心肝脾家热壅，醋能发散使凉。其味酸收寓木，木本阴中之阳，阳郁则发故尔，作酸之义深长。

粳米益胃助心脾，生血化气此其源。酿米为醋生化遏，使归肝藏故酸温，肝木充沛能疏土，土滞痛肿此能消。土气不宣邪肆毒，土或痹洼水气漂，二证均因土有故，醋酸疏土悉能调。

醋散心肝脾热壅，妙用无方仔细详。活炭清血晕，和泥治火伤。煮熟沃疔肿最效，淬石涂乳痈尤良。釜底墨消舌肿，同雀粪则溃痛疮。用渍乌梅，蒸之米上，是挽酸泄使入土中；和以胆汁，用为导法，是引苦降泄中有藏。治喉疮可协半夏、鸡子白，治黄汗则有芪芍桂酒汤。

醋能散瘀解毒，不独取其酸敛。筋病毋多食酸，不宜偏痹拘挛。过酸肝津脾绝，多酸肉皱唇揭。助肝是脾贼邪，凡有脾病宜节节嵩崖语。

诸　米

一、经文便读
粳米味甘，无毒而平，止烦止泄，益气功宏。

二、物理
禾为嘉谷，木王而生，金王而死，与麦正相反。此物备得木土之生成，水火之烹炼，以就于金而成化育，故其用甚普，而能益诸气也。

三、比较
粳米与麦。

粳米表里各一，常在水中，得岁气之全而纯，故能益诸气。麦则外寒内温，喜干恶湿，得岁气之偏而驳，故养肝气之功为多。

四、用法

寒剂、温剂、补剂中皆可用，而不宜于泄剂。寒剂如竹叶石膏汤、白虎汤，温剂如桃花汤、附子粳米汤，补剂如麦门冬汤。

五、特效

益气止烦。补益五藏六府略同甘草，而不同于甘草之滞中而壅气。

六、古方示范

（甲）白虎汤、白虎加人参汤、麦门冬汤、附子粳米汤等方，米药俱下，米熟汤成　此取其止烦，米药同煮者，欲其同寅协恭，各擅其事，毋相夺伦也。

（乙）桃花汤用米一升，先煮米汁，后入他药　此取其止泄，先煎则煮时多，气散而味全，所谓阴味出下窍，补下治下制以急，急则气味厚者也此症下利，病在下窍。

（丙）竹叶石膏汤用米半升，先煮药物，后方入米　此取其益气，后入则煮时少，味寡而气全，所谓阳气出上窍，补上治上制以缓，缓则气味薄者也此症虚赢少气，病在上窍。

七、维摩法语

米补五藏无偏胜，受坤土精气而成。新米病痢大忌，陈米入药同烹。糯米益气补脾肺，作糜滋肺气下行。谷芽消食补中，不似麦芽之削刻精英。

粳米能益诸气，以其成就于金。木旺而生金旺熟，水火烹炼气深沉。

粳常在水，麦惟喜干。粳米表里如一，麦则内温外寒。粳得岁气之纯全，故益诸气；麦得岁气之偏驳，故惟养肝。粳米之用，温补寒剂，三者咸宜，泄剂则忌。

粳米特效，益气止烦，补益藏府，则略同乎甘草，而异于甘草之壅滞而憒。

粳米止烦，古法当明，米药俱下，米熟汤成。何以米药必同煮，同寅协恭而不争。

桃花汤法，先煮米汁，气散味全，侧能止泄，下利病在下窍，治下制剂有别。

先煮药物后入米，则有竹叶石膏汤，少煮味薄而气全，取其益气之力强，虚羸少气病在上，治上宜缓仔细详。

诸　麦

一、经文便读

小麦味甘微寒，主除客热养肝，利小便，漏血唾血可止，止烦满，咽燥如焚得安。作面大温，欲清热止烦者勿用。作曲性温，为消谷止利之仙丹。

大麦味咸，微寒无毒，故能益气调中，除热消渴可服。

二、物理

麦感金气而生，其性清凉收肃；得木气而长，其用条达舒和；及火气通明，遽尔成熟，则其功能自然同气相求归之于心，其性外寒内温^{麸凉麫平面温}。作曲则性温，消水谷止利。作面则更温，不能清热止烦。

三、主治

（甲）客热烦渴，咽燥，小便不利　其治在肺。

（乙）漏血唾血　其治在心。

（丙）养肝气　其治肝。

四、用法举例

（甲）白术散以小麦汁服　入心而其用在肝。

（乙）肝麦大枣汤　入肺而其用在心。

（丙）枳实芍药散以麦粥下之　入肝而其用在心。

五、特效

以小麦作曲，则能消谷止利，并能消障翳、瘀血、胎气、癥结等。谷不消而为利，乃其病欲不化而自行也，得曲之不化自化者以治之，自无不愈。取此类推，则障翳也、瘀血也、癥结也，皆生气之不化而为患者，与胎气正同，故后世扩其用以治焉。

六、比较

（甲）小麦　其芒甲稍振即离，色赤肌，粉肥腻味甘，能养肝气。

（乙）大麦　其芒甲达心贴肉，色青黄，理疏质犷，屑粉粗脆味咸，性寒气降，助木疏土，寒不伤胃，补不滞中，故益中气。

七、古方示范

（甲）薯蓣丸　此方扶正之药过多则不灵活，故复用桔梗、杏仁以开肺，曲以启脾而纳粮储也　方用薯蓣为君，参、苓、术、草、姜、枣以补气气药辅君药以扶正，四物、麦冬、阿胶以补血，柴、桂、防、敛、豆卷以驱风血药佐风药以去邪。

（乙）以大枣粥下白术散治妊娠之渴，又以下硝矾散治女劳成疸，皆取其和胃之功。

八、维摩法语

诸麦甘平，其皮则寒，五谷之长，益胃养肝。北麦性温益气力，南麦性热助湿痰。麸皮多筋性冷，最难刻化勿餐。浮麦轻虚象肺，散皮凑之热，故敛盗汗。大麦作蘖消导，伤中气之和，能使乳干。

大麦芒甲连心贴肉，小麦芒甲稍振即离。大麦理疏质犷，小麦肥腻如脂。小麦味甘，专养肝气；大麦味咸，补中亦宜。麦感金气而生，其性清凉收肃，继得木气而长，其用条达舒和，火气通明遂成熟，归属于心奏效多。

麦之主治，在心肺肝。以其治心，故止漏血唾血；以其治肺，故疗燥渴便难小便不利；枳芍白术等散，其用不离乎肝心，而甘麦大枣汤入肺，而效在于心安。

薯蓣丸治风气百疾，故用曲以启发脾家，诸气药辅君药以扶正，诸血药佐风药以去邪。

大麦作粥，和胃最宜，以之下白术散，妊娠之渴可解，以之下消矾散，女劳成疸能医。

鸡 子

一、经文便读

鸡子主治，除火热疮，兼疗痫痉。卵白微凉。目热赤痛要药，心下伏热尤良，且止烦满咳逆，小儿下泄火伤。卵壳内膜，衣名凤凰，产难胞衣不出，取治意味深长。

二、物理

卵白为阳而性反凉，卵黄为阴而性反温。卵白为毛骨，卵黄为腹脏，是其飞扬骞举者皆白，饮啄遗育者皆黄，而白为阳其性反凉、黄为阴其性反温者，以鸡似巽，一阴居下浸长，二阳在上反衰休，故体质与众鸟同，飞行不如众鸟之健，以阴方生之力厚也。夫然则卵黄非温以气厚故，卵白非凉以气退而将衰故。

三、功用

黄有涵淹孕育之功，白有解散浮阳之效。黄能固其内，白能清其外。内不助外，则外之浮阳自骞而飞越；外不牵内，则内之神魂自安定而凝固。

四、主治

（甲）卵白主目热赤痛、心下伏热、烦满咳逆及咽中生疮、不能语言、声不出　此为因固而外不靖。

（乙）卵黄主心中烦、不得卧，百合病吐后、脓水不凝　此为外靖而中不安。

五、特效

卵白主小儿下泄因火而泄，恃血肉浑沦之气清以解之，使其无苦寒伤胃之弊，又主难产、胞衣不出卵壳之内有膜，雏既出则膜亦即离壳而出矣。

六、维摩法语

鸡似乎巽，其义当知，一阴在下方盛长，二阳在上已休衰。鸡子白为毛骨，鸡子黄为腹藏。其飞扬骞举者为卵白，其饮啄遗育者为卵黄。故卵黄为阴而气厚，其性反温；卵白为阳而气退，其性反凉。

卵白能解散浮阳，卵黄主涵淹孕育。黄不固内以助外，则外之浮阳自骞举而飞越，白清其外不牵内，则内之神魂自安定而凝固。

内固而外不靖，必用卵白；外靖而中不安，当求卵黄。故卵黄主心中烦不得卧，卵白治目痛心热咽疮。

小儿因火而泄，清以卵白最宜。血肉浑沦之气，冲和不伤胃脾。

鸡屎白

一、经文便读

鸡屎白其化清气，微寒，破石淋消渴，已寒热停，利小便及转筋，止遗溺，灭瘢痕。

二、物理

兽有小便，故无溏粪，禽无小便，其粪多溏。鸡食精则便稀，食粗则便干。屎白则得于干者少，得于稀者多。惟其原消坚韧者为稀，是以能使本稀而结成坚韧者化。

三、主治

鸡屎白化坚为稀，则横溢者顺，故治下列各症。

（甲）消渴兼淋痛及转筋　消渴饮水多，而小便亦多，水入不能化阴而止渴，是必其气横溢，横溢则气不得下而为淋，或筋胖胀，手足难以屈伸。

（乙）伤寒寒热兼淋痛及转筋　伤寒阴阳相争谓之寒热，争而得汗，其气乃泄，倘不得汗亦遂横溢，小便为难，或挟有湿则成转筋。

四、用法举例

以治鼓胀。其症心腹满，能旦食不能暮食。清升而后浊降，旦则清明之时，心腹虽满，清气藉此犹能升举，暮则浊阴用事，满必愈增，故能旦食不能暮食也。鸡食精则升降灵，遂涤荡浊阴而有白，食粗则浊裹清而无白。不用其浊，乃用其清，原欲使其直达，直达正以救横溢也。

五、维摩法语

鸡食精则便稀，若食粗则便干。屎白消坚为稀，故与稀便成团，本稀结成坚韧，以此主治何难。

淋痛转筋同时发，或因消渴或伤寒，总由内逆气横溢，投以屎白即时安。本性能化坚为稀，转横为顺理一般。

鸡食精物升降灵，涤除浊阴而有白，屎白气清能直达，以救横溢功最捷。鼓胀旦食暮不食，浊阴用事为病烈，轩歧垂训鸡矢醴，缘由非人浑不说。

丹　砂

一、经文便读

丹砂味甘，微寒无毒。主身体五藏之百病，杀精魅邪恶之鬼物，安魂魄而养精神，益中气而明双目，不老通神，是在久服。

二、物理

其质之刚是阳，内含汞则阴，气之寒是阴，色纯赤则阳，故其义为阳抱阴，阴承阳。

三、功能

养精神、安魂魄。凡人精神失养则魂魄不安，丹砂能养之安之者，以其阴阳紧相抱持，蜜相承接也。

四、经旨

主身体五藏百病，养精神安魂魄，益气明目。言丹砂气寒，非温煦生生之具，故仅能于身体五藏百病中养精神安魂魄、益气明目耳。若身体五藏百病，其不必养精神安魂魄、益气明目者，则不得用丹砂；即精神当养、魂魄当安、气当益、目当明，而无身体五藏百病者，用丹砂亦无益也。

五、主治

血脉不通水中之火不继续也，烦满消渴火中之水失滋泽也，中恶腹痛阴阳不相抱，邪得乘间以入，毒气疥瘘诸疮阳不畜阴而反灼阴。治以丹砂之阳抱阴、阴涵阳，则阳不为阴贼，阴不为阳累，诸疾均可愈矣。

六、维摩法语

丹砂气寒，内汞外刚，阳抱于阴，阴复承阳。魂魄能安，精神能强。

水中之火不继，血脉因而不通。火中之水不滋，渴烦热满胸中。中恶腹痛，乃阴阳失抱，致受邪侵。疥瘘诸疮，以阳不畜阴，而反灼阴。丹砂阴阳相抱，统治诸症堪任。

甘寒色赤出土石，善从中土达藏气。镇坠是其殊能，统治心经百疾。但凡物性皆偏，须妨太过不及。苟非深通造化，慎勿轻尝试饵。

云 母

一、经文便读

云母甘平，身皮死肌，中风寒热，如在船车，益子精而轻身明目，安五藏而邪气可除。

二、物理

云母由天气下交于地，地气不应而生。天气既交乎地，适遇晴爽，云无由升，遂结于下而生云母地气上为云，天气下为雨。

三、功能

云母得天气少地气多，协于土德，故能益统于脑髓之子精，而安藏而不泄之五藏。

四、主治

（甲）身皮死肌 云母得天气少地气多，所感者微，所应者众，故一身之皮肤死肌皆能愈之。

（乙）中风寒热，如在车船上神情摇曳不定 云母得地气多，重以镇之。

五、治症取义

（甲）以治肌肉之气不与皮毛相浃 其取义为在中

之土气自内而外，无不周至。

（乙）主邪扰神识飞腾　其取义为使地气得吸，天气遂能澄定。

（丙）以治阳不归阴　其义为藉其凝聚引以还原。

（丁）主目疾光明不爽　在外则取其可折之而去，在内则取其充畅而透达。

六、用法举例

在蜀漆散中与龙骨、蜀漆同用。云母与龙骨固护神气，以成蜀漆快吐之功。使痰涩之壅于中者决去净尽，而火自依于土，金自吸于土矣。

七、维摩法语

天气下交于地，晴爽云无由升，遂结而生云母，天地气不相应。得地气偏多，协土德而和，益子精有以，安五藏无颇。

得天气少，得地气重。所感者少，所应者众。身皮死肌，法在必用。

中风寒热，如在车船，神情摇曳，邪扰则然，云母重镇，其效如仙。

云母之气凝聚，故治阳不归阴，其气自内而外，周遍至厚至深。肌肉不与皮毛浃，此能主治义可寻。

其质可析之而去，其气则透达而充，目疾光明不爽，故能主治多功。

外邪肆扰，神识飞腾，云母善吸，天气镇定，是其殊能。云母佐以龙骨，则能固护神气，龙骨能摄摄火归土，云母能吸吸阳归阴，蜀漆散裹同用，盍一深思其义。

白其正色属金，金生水气为云。肺为人身水源，云母乃其所欣。物理相感如是，何劳异说纷纷。

石　脂

一、经文便读

石脂甘平，黄疸泄利，肠澼脓血，赤白下利，恶疮头疡，痈肿疽痔，阴蚀疥瘙，补髓益气，肥健不饥，久服之利。石有五色，随五藏气。

二、物理

（甲）石中之脂，如骨中之髓，故取以补髓益气。取石中精气，有若凝为脂者，以对待涣散之气不能翕聚而为病。

（乙）石脂必揭两石中取之，是脂为粘合两石之胶，故其用宜帖切于气之同本异趋、相违不相浹以为病者。

三、主治

专主同本异趋、不能归一之疾。

（甲）补髓益气　髓是气之凝，气是髓之释，二者不相联则为病。

（乙）黄疸泄利　所蕴之湿热，欲自表出而不达，故病黄疸；欲由里下而不遂，故下利。

（丙）肠澼脓血　肠澼是病在气，下脓血是病在血气血两歧为病。

四、宜忌

石脂悍而燥，惟水与痰与湿则能治之。凡火也燥也风也，皆非所宜矣。其质粘，能缀唇舌，凡不任连缀者得之，反足以句留病邪。

五、古方示范

（甲）赤石脂禹余粮丸，此症心下痞鞭与下利不止为歧，故用二物成汤而使并之。

（乙）桃花汤　少阴病与小便不利为歧，下利不止与便脓血亦为歧，用石脂之半整半末，以并其歧中复有歧，而使干姜粳米化之。

（丙）风引汤　瘫痫以引与纵为歧，热以起与落为歧，用赤石脂复以白石脂，亦以并其歧中之歧。

（丁）乌头赤石脂丸　心痛与背痛为歧，用石脂以并之。

六、维摩法语

石中精气，凝而为脂，气散不聚，此最能医。

在石中之脂，如骨中之髓，补脑益气，在所必取。

石脂究为何物，粘合两石之胶，故其用宜帖切于气之同本异趋相违而不相交。其以补髓益气也，以气为髓之释，髓是气之凝。其治肠澼脓血也，以病在气与血，二者不相应。何以又主黄疸泄利，湿热为病两歧，盖黄疸为湿热欲自表出而不达，泄利乃湿热欲由里下而不遂。

石脂悍燥，专主水湿，风燥火热，非其所治。质粘能缀唇舌，误用留邪切忌。

桃花汤，君须记，便脓血，利不息，少阴病，便不利，石脂半整半末，并其歧中之歧。

风引汤，立法精，瘫痫引纵两歧，热邪起落不平，石脂兼取赤白，歧中之歧能并。

心下痞鞕利不止，则主石脂余粮汤。又如心痛与背痛，乌头石脂丸为良。

湿土其质，燥金其用，燥湿相资得中和，湿门圣药脾所重。

禹余粮

一、经文便读

余粮甘寒，咳逆寒热，大热烦满，下利赤白，血闭癥瘕，能消湿热，炼耳服之，不忧粮绝。

二、物理

此物系水中之石，石中有水，久则干成黄粉。居于水而不流，生于水而不濡，味甘恰合土德，气寒能平暴化。生于水中得成为土，故能深入水中化水气为土气。

三、特效

专主阴血阻结而转为热，津液阻而更渗漏，痰涎逆而复横出等症。

四、主治

咳逆寒热_{涕唾痰涎之逆}，既已上出，仍复横溢　烦满下赤白_{津液之逆}，既已下漏，仍复中阻血闭癥瘕大热_{血之逆}，既已内结，仍复外发。凡此水逆之病，惟余粮之人水化水气为土气者，能悉治之。

五、比较

赤石脂缀两气之违，禹余粮则化一气之盛。

六、古方示范

（甲）赤石脂禹余粮汤 其症心下痞鞕，下利不止因利而痞，大肠之津液下泄无以上供，则肺气壅于中无以下固病在大肠，利在下焦。方用赤石脂粘肺与大肠之不相顾，复佐以钟土气于水中之余粮者，盖水中有土，津自上承，津得上承，气自下固，气既下固，痞鞕自通。

（乙）禹余粮丸 其症小便已阴疼 津液习于上行，偶得下顺，旋即掣曳而上，所以疼痛，水逆极矣。方用余粮于水中生土以镇之，为丸则并其质而服之，可谓专精之至。

七、维摩法语

水中之石石中水，干成黄粉曰余粮。居于水而不流不濡，生于水而味甘色黄，恰有合乎土德，气寒能化暴强。善化水气为土气，土质仍以水为乡。

余粮专化一气之盛，非如石脂缀两气之违。水逆为病，余粮能医。化水成土，制水何疑。其所主之寒热咳逆，为水上出仍复横溢；以及烦满下赤白，由津下漏仍复中停。至所治之癥瘕大热，则为血逆于经，癥瘕既为内结之象，大热复呈外发之形，余粮转逆为顺，水中土气之灵。下痢不止心痞鞕，仲景石脂余粮汤，肠津下泄无以上供，肺气中阻无以下藏，利在下焦，病在大肠，余粮钟土气于水中，则升降顺气化复常。

便已阴疼_{小便已则阴疼}，水逆如斯，津液习于上行，偶得下顺旋违，掣曳而上，疼痛难支，余粮为圆服，生土以镇之。

龙 骨

一、经文便读

龙骨甘平，鬼精物绝，又主咳逆，泄痢脓血，女子漏下，癥瘕坚结。小儿惊痫，由气之热，治痰如神，水归其宅。

二、正误

论龙骨者纷纷，异辞均不足信。盖龙为纯乎气之物，秋冬则随地皆蛰，是故滨海之区，龙蛰水底，无水之地，龙蛰土中。至春启蛰，则出土上腾，其所伏处土遂粘埴似石而形实龙，人得之谓为龙骨。

三、物理

龙，阳物也。其嘘气成云必于上而不于下，其安居屈伏则不于上而于下，可见阳之用虽在升，而阳之体则宜伏。龙骨乃盛阳伏而息焉之窟宅，其本体是土，土为万物生长收藏之所本，若为龙所曾蛰之土，则更为水火发敛起伏之所由。敛甚者能起而发之，发甚者能敛而伏之。

四、功能

凡水火不依于土之病皆能已之。水违土而有火之相迫，火违土而有水之相尾者，方得用之。

五、主治

龙骨能发敛水火，故治下列各症。

（甲）惊痫颠狂　火离于土而不归。

（乙）溲多泄利　水离于土而不藏。

（丙）遗精溺血　阴不附土而阳逐之。

（丁）汗出见热　阳不附土而阴随之。

（戊）心下伏气、癥瘕坚结　蛰而不能兴。

（己）夜卧自惊、恚怒咳逆　兴而不能蛰。

六、禁忌

谵妄狂易、汗出烦渴，此盛阳之结根于土；下痢圊谷，里寒外热，此阴水之汩乎土，均不得用龙骨。

七、维摩法语

若欲识得龙骨，当知龙为阳物，其嘘气必于上，其安居则下屈。是阳之用虽在升，而阳之体则宜伏。龙骨之体本是土，乃盛阳伏息之窟。土为万物之母，生长收藏同具。其土为龙所蛰，水火发敛所聚。故发甚者能敛，敛甚者能布。

水火不依于土，治以龙骨最宜。水违土而有火之相迫，火违土而有水之相随，龙骨发敛水火，故于二症能医。

遗精溺血，由阴不附土而阳逐；身热汗出，为阳不附土而阴随。夫蛰而不能兴，则心下伏气、癥瘕坚结；若兴而不能蛰，则夜卧自惊、恚怒喘咳。凡此统主龙骨，水火各归其宅。他如阴水之汩乎土，而为里寒外热，下痢圊谷；盛阳之结根于土，而有谵妄狂易、烦渴汗出，均非龙骨能治，个中要妙可悟。

甘平收涩，入心肾肝，镇摄浮越，精气得安。

夜梦鬼交，遗泄咳逆，漏下便红，阴疝吐衄，胎漏脱肛，久痢肠风，龙骨涩可固脱，凡此统治多功。

元神非气非血，补泻安从而施，龙为天地之神，以神治神得之。龙至动而能静，骨粘涩而善持，敛正气而固脱不敛邪气，颠痫惊痉能医。

牡　蛎

一、经文便读

牡蛎咸平，伤寒寒热，惊恚怒气，带下赤白，祛温疟而除拘缓鼠瘘，杀邪鬼而能坚强骨节。

二、物理

牡蛎之结，缘水沫为潮所荡而依于石，因是渐渐生长。假无成有，幻泡作坚，因潮而生，故与潮为吐纳，潮涨则开，潮落则合。夫水为阴中之阳，潮则阳之动也，迎其涨则开以纳之，是召乎阳以归阴也，迨其退则合以茹之，是化其阴以清阳也。惟其召阳而归阴，故阴得阳以化，惟其化阴以宅阳，故阳由阴而清。

三、比较

龙骨牡蛎推挽空灵之阴阳，与他发敛着物之阴阳者异。

（甲）龙骨　火不归土而搏水者用之　引火归土，可藉以化气生精。

（丙）牡蛎　阳不归阴而化气者用之　召阳归阴，可藉以平阳秘阴。

四、功能

化阴以清阳，故伤寒寒热，温疟洒洒，惊恚怒气。召阳以归阴，故除拘缓鼠瘘。

五、经旨

"主伤寒寒热、温疟洒洒、惊恚怒气"。惊者气之散而收，恚者气之愤而难达，怒气者气之欲达而不得畅。

伤寒寒热、温疟洒洒，象潮来之候，惊恚怒气象潮涨之形，以牡蛎迎而纳之，消而息之。是知牡蛎非治伤寒寒热温疟洒洒也，治伤寒寒热温疟洒洒中之惊恚怒气耳。

六、古方示范

（甲）蜀漆散及牡蛎汤均治牡疟　蜀漆散用蜀漆吐去痰涎，以铲牡疟之根，龙骨、云母则使阳返于土，邪达于外，当留者留，当去者去。牡蛎汤不用龙骨、云母仅能引阳使归于土，而以麻黄、甘草大开其外以散，使阳从水达，又以牡蛎使当返本之阳归于水中，加蜀漆之吐使阳从土达。

（乙）天雄散主治虚劳，用天雄于至阴中壮阳，白术于淖湿中助气，又以龙骨不用牡蛎敛雄术之气入脾，使脾充而气旺，气旺而精生　白术散养胎，有牡蛎召阳入阴不用龙骨，蜀椒降阳下归，芎藭升发盛阳，白术扶助衰土，此以经信乍阻，胎元尚稚，吸取不多，则阴阳交阻于土，为胸满呕渴，斯时若用清法以削阳，则伤胎矣。

（丙）小柴胡汤及柴桂干姜汤以胸胁满结而加用牡蛎　此为致生气于其间而消之化之。

（丁）龙骨牡蛎同用则摄阳归土，与据阴召阳有联络相应之妙。如桂枝去芍加蜀漆龙牡救逆汤及桂枝加龙牡汤是也。

（戊）以牡蛎召阳归阴非止一端：

（一）以上下为阴阳者，则有牡蛎泽漆散及栝楼牡蛎散。

（二）以内外为阴阳者，则有侯氏黑散其症阳因于内而浮越于四末，故以牡蛎召四末之阳使归于内。

七、维摩法语

牡蛎之结，水沫居先，假无成有，幻泡作坚。潮进则开退即合，吐纳如斯任自然。故能召阳以归阴，化阴清阳妙无边。惟其召阳归阴，拘缓鼠瘘可主，以其化阴清阳，惊恚怒气亦痊。

牡蛎与龙骨，治效各当明。牡蛎召阳归阴，可藉以平阴秘阳。龙骨引火归土，可藉以化气生精。推挽空灵之阴阳，二物所同认要清。

治牡疟，法当详，蜀漆散，牡蛎汤，一用云母、龙骨，使邪达于外、阳归于土；一用蜀漆牡蛎，使气从上达、阳归水乡。

白术散养胎，天雄散治劳，一用牡蛎调阴阳之阻，俾呕平而痛已。一用龙骨敛雄术之气，使精生而气豪。

仲景法，切须记，胸胁满结，加用牡蛎。盖以牡蛎能致生气，开合吐纳善消善息。

龙骨摄阳归土，牡蛎据阴召阳。二物同用，相得益彰。仲景桂枝汤加龙骨牡蛎，证因水土之不摄不藏。故

261

以牡蛎奠其阳之窟，使吸引于外，则阳返阴宅；以龙骨和其外之阳，使受摄于内，则火归中央。回天妙法，岂是寻常。

牡蛎据阴召阳，上下内外咸宜。侯氏黑散之牡蛎，乃召四末之阳使归于内，而牡蛎泽泻等散，则召在上之阳引而下之。气平制风，味咸软坚，寒以胜火，此味有焉。固精涩气，久服延年。

研药指南　下卷之一

邵阳　何　舒竞心　　　录存

受业　何汉拔　张绍裳　同校

石钟乳

一、经文便读

石钟乳甘温而无毒，主咳逆上气，且益精明目，安五藏通百节必用，利九窍下乳汁宜服。

二、气味功用

味甘气温，其用在补，只合于肺虚且寒、气馁不降，绝无与于风寒湿热之客于肺而为病。

三、特效

补精甚易精由气聚生火，火盛迫液而成。盖钟乳之生，乃石中润泽之气由阳气蒸逼而流，液中有气，气中具阳，故能蒸腾变化，使精生甚易也。

四、总括

石钟洁白复通明，气味甘温主益精此物质粘性温，中空有窍，故主明目益精，通百节，利九窍，下乳汁，**肺气虚寒投最合**，若医咳逆石属金，而性下行，故主咳逆上气效尤宏。

气为精母能生火，火迫阴精顷刻成，钟乳补精缘益气，火归水济地天平钟乳之用，大抵调在上未虚之阳和在下失偶之阴，而恃其甘温气味踞守于肺，使源源继进，务令火下归而水上济，成不偏不倚平治之功。

菟丝子

一、经文便读

菟丝辛平，主补不足，益气健人，绝伤可续，汁去面䵟，久服明目。

二、物理

兔之绝有力处，深伏于踵，所用之阳皆在是。菟丝之根，犹其踵也。为四月盛阳所迫，屈蟪之阴并从阳化，如丝如缕，宣布无方，则犹其狡狯窜疾也。迨至七月，感受初阴遂结为实，实中稠粘丝缕蟠绕于中，则犹其抵穴伏处也。

三、功用

菟丝能联属浮越无根之气化为生阳，以媾于阴而返本还原，归于窟宅，为不动之阳。

四、总括

菟丝浮越化生阳，交媾于阴守在乡，以布为归归又发，丝间结实实丝藏阴者阳之种，乃遇阳辄化而宣布；阳者阴之用，乃遇阴辄屈而归根。遇阳斯布，即以布为归；遇阴斯屈，便用屈为发，如环无端，正似其丝上结实，实中藏丝。

调元生化理阴阳，温润优柔治有当，四逆戴阳诸证候，妄投此味是愚狂菟丝惟宜于助元气中之阴阳而为生化，至于驳戾之邪气因寒热相激逐而为患害，如通脉四逆症之面赤戴阳，茯苓四逆证之身有微热，则非其所能为力，切忌误投。

阴阳不化苦焦干，续绝填空仔细看，交媾强阴益气力，伏通血积治精寒菟丝之治可分为四端，曰"不激则不化"，是《别录》疗口苦燥渴之义也；"不空则不布"，是《本经》主续绝伤、补不足之义也；"不媾则不结"，是《本经》主明目、益气力、肥健，是《别录》主养肌强阴、坚筋骨之义也；"不寓窟则不伏"，是《别录》主茎寒、精自出、溺有余沥、寒血为积之义也。

黄　精

一、经文便读

黄精甘平，补中益气，故除风湿，五藏受益。

二、物理

此物根既黄，干复本黄末赤，是其归根复命，的在火土之化，故能补中益气。

三、主治

主补中益气，除风湿此物宽缓犹夷，决非治外受风湿之物。所谓风，必淫于外而不返之阳；所谓湿必滞于内而不化之气。惟气滞而不化津化血，斯阳淫而不反本还元，此之风湿，乃人身中阳气之变动耳。

四、特效

专主四肢痠疼迟重，不为风雨而增，不因晴明而减，又复中气虚馁者。馀则非其所治矣。

五、总括

中气虚寒馁不胜，四肢迟重且酸疼，黄精甘缓花青白，风燥化行湿不蒸青者风气，白者燥气，风湿之病得风燥之化行，湿遂不能拒风于外，风遂不能旋湿于中，风则仍为阳气而内归，湿则化为精血而外布。

脾输端赖木能疏，心化还须肺气舒，金木有愆风湿扰，黄精补益令如初，夫气血阴阳皆纲维于中焦，惟其脾输心化；方足供一身运动。然脾输赖肝之疏，心化藉肺之布。倘肺不布，则心所化之阳淫于外而为风；肝不疏，则脾所输之精滞于中而为湿。黄精之补中益气、除风湿，乃一气之不谐，非两气之互合也。

菖　蒲

一、经文便读

菖蒲辛温，风寒湿痹，开心通窍，咳逆上气，明目出声，耳聋便利。并主痈疮，亦温肠胃，久服不忘，补藏益智，轻身延年，不老高志。

二、功能

菖蒲以促节者为上，故其为用有节宣、节制二义。宣则不壅，所以主四肢湿痹，不得屈伸；制则不滥，所以止小便利。不壅则浊出，不滥则澄清，澄澈清莹映物，所以能明目而耳遂不聋。

三、物理

菖蒲不藉土气，生水底碎石之间。隔水能通，以无窍为窍；自地接天，以不联为联。且其气芳烈，味辛温，有阳毕达，有阴悉布，可谓以至阴之贞发至阳之光、发至阳之光乃益畅至阴之用者矣。故其所治，大抵为阴阳相拒而不相谋，水火相守而不相化之病。

四、特效

凡水液浑浊为神明之翳者，非此不治。

五、总括

菖蒲阴发至阳光，翳在神明得此昌。芳烈辛温行水气，火为水遏主之良。

灵明内蓄水环周，水火相持化不流，一服菖蒲诸窍利，阴阳相入病随瘳人身灵明，犹火蓄石中，人身躯体，犹石能蓄火。假使躯体为寒水所蒙，灵明为痰涎所壅，内外之间，水火相守而不相化，则百病丛生矣。菖蒲辛温行气，即所以行水——气曳水以行，水由气而阻，行水即所以浚灵明，灵明畅而气条达，气条达而水流通。如是，则阴阳有不相入、诸窍尚有不利者乎。

牛 膝

一、经文便读

牛膝苦酸，气平无毒，痿痹肢挛，不可伸屈。伤热火烂，血气能逐。又主坠胎，孕妇忌服。

二、气味功能

其味苦，本系火化。其体柔润，中有白汁，上短下长，又协水形。是为纳火气于水中，化炎上为润下。故于强者使柔、槁者使润、上者使下、断者使连、阻者使通，盖其性善抑火令就水，助水令充行也。

三、主治

（甲）血气伤热火烂　火者受伤之本，水者制火之资。牛膝能使火随水而下，水抑火而平，故治之。

（乙）主寒湿痿痹、四肢拘挛、膝痛不可屈伸　痿与痹皆筋节间病，寒湿未化则浸淫筋节为病，已化则薰灼筋节为病。牛膝治此不问已化未化，皆能已之者，以其体柔韧似筋，而一线直下。上生之茎有节，下达之根无节，不用其茎，但用其根，是可知筋节间病痛而不可屈伸，凡自下而上者，则以此自上而下；长于下短于上者，因其上行转而上达。且柔则可曲，直则可伸，安在其有不合也。

（丙）老人失溺　火不入水，则气不摄溺。牛膝禀火化而协水形，力能凝阳于阴，故治之。

（丁）坠胎　胎者原系火养水中，水澄而不流，火定而不摇者也。牛膝善通善降，驱其水使流，引其火使随，胎又焉有不坠者哉。

四、总括

抑火令平助水流，阻通断续劲堪柔。直伸柔屈疗筋节，水动火随痿痹瘳。

上茎有节根无节，筋节痛疼痿痹宜。柔屈直伸通上下，浸淫薰灼悉能医。

肢挛膝疼莫屈伸，火伤肌烂亦其因_{热火久络肌肉，血}

气沸腾，其应自上而下者，必为之阻反逆而上出；其应自下而上者，遂为之吸引以入于其中。上出者遇筋节亦能停留，上引者在下遂由是干涸。停留者可致四肢拘挛，干涸者能得膝痛不可屈伸。是以知血气伤热火烂，亦肢挛膝痛不可屈伸之源也。

苦兼滋润炎从化，阴合阳凝效最神牛膝味苦体润，是为纳火气于水中，化炎上为润下，所谓凝阳于阴，则血气被热火伤烂又安有不除也。

水里无阳溺自流，老人患此曷能瘳，水形火化味苦体润推牛膝，阳入阴中泄可收。

水澄火定结胎珠，火就水行即下趋，牛膝根长协水之形兼味苦行火之化，坠胎有力信非诬。

茺蔚　一名益母、一名益明

一、经文便读

茺蔚花子，辛甘微温，主除水气，明目益精，若作浴汤，能治癫疹。

二、功能

益精明、除水气。火是气之灵，水是气之粹。气和则火丽于水为精明，气乖则水拂于火为水气。茺蔚喜生近水湿处，夏至后即枯，是为得水之馀化，而能会神聚精于火，故益精明而除水气。

三、比较

茺蔚子为气之精，遇阴阳之相值以翕其和。茺蔚茎为气之道，就阴阳之相续以致其通。

四、主治

茺蔚子主明目益精除水气；其茎主治瘾疹作痒。盖茺蔚开花结实，不上不下，适当其节节者阴阳适均之分限。是其子为遇阴阳之相值以翕其和，其茎为就阴阳之相续以致其通。彼阴阳欲相续而不通，为瘾疹作痒，阴阳既相值而不和，为水泛目暗，得此何能不和且通耶。

五、总括

气含水火致精明，茺蔚全神水气清，明目功多尤益母，调营活血瘀能行此物世美其名曰益母，任以职曰行瘀止血。其为物不及盛暑已告收成，明明不与浮阳为伍；且当夏气初动，即处处会精聚神于阴阳交届之节。是其行瘀非行瘀也，取其未及盈满先留余地也；其止血非止血也，取其不劫持阴气尽化为血也。

阴阳相值或相续，子翕其和茎致通。瘾疹目盲投益母，阴为阳劫服多功。

当节开花结实奇，阴阳分限义须知。告成不与浮阳伍，血逆心烦服此宜。

车前子

一、经文便读
车前甘寒，通便利水，湿痹能除，气癃痛止。

二、功能
味甘固近于补，气寒则终归于泄。车前子似能治气，其根叶似能治血。夫气水相阻而结涩，血水相随而流荡，得此则行者行、顺者顺，并非治气治血而气血自利。

三、用法
子与根叶其用各异。子：水道不利之症，任是溺涩、气癃、湿痹、目赤，凡不痛者则非车前子可治。根叶：金疮血不止，衄鼻、瘀血、血瘕下血，凡小便不赤、不烦、不气逆者，皆不得用车前之根叶。

四、主治
（甲）车前子
（一）治气癃，止痛、利水道小便、除湿痹。
（二）明目、疗赤痛。
（三）养肺、强阴益精。
（乙）车前根叶

（一）金疮、衄鼻。

（二）瘀血、血瘕下血。

（三）止烦下气。

夫水与气相阻则火生，火在水中，于是一身宜得水之益者反遭火之累。气顺水流斯火清，火清斯还受益而不受累，故充类之极功曰养肺强阴益精也。又血之流荡忘返，必缘火迫。火既迫血，血无以继，则水随之，于是水亦竭而小便为之赤。能去血中之火，正以其能去水中之火，故充类之极曰止烦下气也。

五、总括

车前利水不伤阴，泄热除邪奏效深。明目益精兼养肺，利多补少用须斟。

气血分功主治详，车前根叶子尤良。便红气逆心烦热，目赤溺癃痛勿忘。

水道疏通益肾肝_{车前根色白、叶深青、茎青白、子黑，故能疏利水道而益肾肝}，车前气味本甘寒，水流气顺由清火，养肺强阴效可观。

气水相违火即生，流行百体害非轻，血流忘返缘伤火，一服车前水血清。

木 香

一、经文便读

木香辛温，主辟邪气毒疫温鬼、淋露，强志，久服则阴阳气和，不致梦寤而魇寐。

二、经旨

木香强志。譬之灯膏盈而火暗者，必挑其芯。然膏中有故，亦能使灯不明。夫膏中有故，系滓厚而沉浊，犹非木香能为力也。惟灯既张，而飞蛾渍于膏而难出，宛转蠕动，膏荡摇则灯为之不明，非刚者挑而去之不可，此木香所为强志也。不观乎木香之首功为主邪气乎，明非膏中所自有矣。

三、主治

所治皆阴中不靖，栖阳不稳之病。

（甲）主邪气辟毒疫温鬼　气不足致毒鬼温邪之伏于阴，气劣不行致阳之不得遍于外。

（乙）治淋露　火在水中致水流涩。

（丙）主梦寤魇寐　神归阴分为热所扰。

四、特效

能于阴中行阳，且能于阴中行阴，药之精微，使合

乎阳而成化育。以其味辛在苦中也非辛无以至天，非苦无
以至地。

五、总括

梦魇神摇或露淋，客阳即毒疫温鬼，禀阴厉之气，反受
质于阳而善飞扬者为累似邪侵，木香大力调诸气，阴里行
阳不损阴。

客阳为累着阴中木香辛温，故能去阴中之客阳为累，阴
厉飞扬邪不同，阴宅阳为阳之宅难栖神去舍阴中不靖，栖阳
不稳，木香主治信多功。

远 志

一、经文便读

远志苦温，伤中咳逆，聪耳明目，强志倍力，除邪
气而补不足，利九窍而智慧益。

二、功能

阴中醒阳，阳中宅阴 譬之灯膏盈而火暗者挑其
芯，此阴中醒阳之意也。譬之烛必芯具而膏始得附，必
火燃而膏始得融，此阳中宅阴之意也。

275

三、主治

（甲）益智慧，耳目聪明，不忘，强志倍力　人之智慧聪明记忆志力运动，譬犹火也；其精血津液涕唾泗涕便溺，譬之膏也。火以化膏为用，膏以资火为用，倘余烬留而翳乎火，则当挑而蕫之。远志者，苗短根长；根之长有以见其入膏之深，苗之短有以见其蕫翳之净。

（乙）除邪气、利九窍　远志根似牛膝，叶似麻黄。惟其入阴者深，出阳者浅，外出之力为下人之力所掣，是以不能如麻黄之大发其阳，随窍皆透，而仅能去九窍之翳累也。

（丙）主咳逆伤中、补不足　震动于上，能使阳离于阴，泄僻于下，能使阴离于阳。离之甚者上伤及下、下伤及上，离之浅者则仅伤中。远志止能从上下，故仅能使由上病而伤中者复其常也。

四、比较

木香去阴中之客阳为累，所治皆阴中不靖、栖阳不稳之病；远志则专主由阳病以累及于阴，能使阳归于阴而阳不受翳累。

五、经旨

《本经》《别录》有远志益精之文。若精本不亏而运精之神有翳累，故拨去其翳累而神自清，神清而精自融液，此而谓之益精可也。不然则味苦气温性燥之物，岂益精之品哉。况经云肾盛怒而不止则伤志，明是因暴怒而火上浮，致神离于精耳，精亦何能骤亏。引其火使归于精，精与神相合而自复，又何必益精为哉。

六、用法举例

《千金》用远志，乃为坚志意，非为益精。房室之事，源发于心。心有所忆谓之意，意之所存谓之志。其志不回，则其火不散而阴不泄，故《千金·杂补门》治阴痿精薄而冷方后注：欲多房室倍蛇床，欲坚倍远志，欲大倍鹿茸，多精倍钟乳。可见用远志为坚志意，非益精也。

七、总括

膏火相资烛有光，烬留爇火薪之良。宅阴端赖醒阳力，远志根苗异短长。

阳病连阴可奈何，急投远志奏功多。阳归阴洽阳无累，开合通灵百脉和。

上病伤中求远志，能除咳逆且驱邪。通和九窍宣尤补，坚志清神治不差。

阴随阳运两相资，融洽胶粘百脉宜人身阳之所在即阴之所随，阴之所资即阳之所运，两者必胶粘融洽，斯得运动灵开合利。苟有纤尘干于其间，即机关窒强矣。远志除邪祛翳累，何因强志耐寻思。

上病伤中津液漓，阳浮阴脱势垂危。阴从阳入机随转，远志根长吸力奇<small>远志根长，从上下吸最为有力。能使浮阳复入于阴中，阴复摄阳而从之化，故主咳逆伤中、补不足也。</small>

远志苦温治在神，拨开瞖累复其真<small>能于阴中醒发其阳光，俾神清而不受瞖累。根长下吸精神合火上浮则神离于精，远志下吸引其火使归于精，志意能坚火性纯志之不坚，由于神之注于精不纯一耳。</small>

龙　胆

一、经文便读

龙胆气味，苦涩大寒。定五藏而杀蛊毒，主寒热之在骨间，筋骨之绝伤可续，惊痫之邪气可安。

二、气味功能

苦涩大寒，能畅发极内之火邪。涩者，至苦之中有至酸也。酸禀春之发育，苦禀夏之畅达，乃相联属焉，则其寒非极泄而为极入者。味阴而气阳，阳倡则阴随，故味之畅发，不能违气之深入。然进锐者退必速，寒气既引苦味以深入，而寒力先退苦力方优，故其功为畅发极内之火邪，苦本主发者也。其功由浅及深，在浅则去着物之热，在深则去不着物之热。

三、主治

（甲）热在躯体之骨——除骨间寒热。

（乙）热在六府之气

（一）胆中清净之气　邪热干此则为热泄下利

（二）肠胃三焦中运行水谷之气　邪热干此则为胃中伏热、肠中小虫。

（丙）热在五藏之神（除惊痫邪气、续绝伤、安五藏）　邪热干藏则有形者为断绝，无形者为不安。

四、比较

大黄苦寒峻厉，荡涤推逐，降泄无馀；而龙胆则苦涩大寒，由内达外，钟生气于病中，化病气为生气。

五、总括

火邪极内何由发，龙胆酸寒苦入深，脏腑骨间诸热扰，浅深同治不须斟。

化病为生去热邪，阴阳形气两无差。浅深同治推龙胆，极内能搜效可夸经云：阳化气，阴成形。此天地之规模，以生人生物者也。惟此能于阳分和化气之枢，于阴分去成形之累，犹不可谓钟生气于病中，化病气为生气耶。《本经》列之上品，殆非无由，而后人视为苦寒峻利，殊失厥旨。

石　斛

一、经文便读

石斛甘平，伤中除痹，虚劳羸瘦，补藏下气强阴，益精兼厚肠胃。

二、物性功能

石斛藉水石而生，石属金内应乎肺，水则内应乎肾。是石斛者，引肾阴以供肺通调下降者也。又此物以五月生，其时则阴姤于下而势浸长，阳拔队而浮于上；以十月实，其时则阳复于下而力颇厚，阴连引而际乎天。是其功用究竟为助肺降而曳阳使下，引肾升而交阴于天也。

三、特效

补虚而兼除邪。石斛调处阴阳，交联上下，有扶危定倾之功。若施之于外感，凡火痹于中，气结于上，阴伏于下者，尤见收功莫测。

四、主治

（甲）主伤中除痹下气　夫阴沉于下而不动，阳痹于中而不散，气结于上而不降，其中之伤为何如。石斛能使阴济于上，相和而下交，阳归于下，成化而上济，故曰：主伤中、除痹下气。

（乙）补五藏虚劳羸瘦　脾肺肾既受益，则心肝亦受益，五藏皆受益，斯虚劳羸瘦可复矣。

（丙）强阴　石斛得金水之专精，而其茎生青干黄、花红，具五藏之全，故能强阴。

（丁）益精补内绝不足，除脚气冷疼痹弱　凡此皆由肺肾不连所致，石斛交连上下是其首功，故治之。

（戊）平胃气、长肌肉、逐皮肤邪热痱气，定志除惊　凡此由热气中痹所致。

五、总括

肾阴上供肺通调，石斛交连力最饶。却病理虚功莫测，虚羸能补热能消。

巴戟天

一、经文便读

巴戟甘温，补中益气，安五藏而强筋骨，起阴痿而增肾志，专主大风，能除邪气。

二、物性功用

风为生杀之统领。物当生壮，设遇凉风必遭抑遏；物垂老死，设过东风亦缓憔悴。巴戟主大风，非能治风，乃善于转风耳。盖其色紫，紫者阳入阴中，阴随阳唱之验也。而紫中间白，白则符于萧索，然间岁则发青，青非鼓动阳风之色乎。此其所以转萧索为温茂也。

二、主治

主大风邪气，阴痿不起，强筋骨、安五藏，补中增志益气。人有不因精血之亏，不缘元气之损，而肢体疲罢，筋骨懈弛，志气尪颓者，岂不似物当生壮忽值凉飚。惟旋转其风，则以厉阶为荣，资巴戟辛甘微温，能转萧索为温茂，故治之。

四、宜忌

巴戟惟宜于精气无亏、阳郁阴痿之症，其火原偏旺、水原偏衰者忌用。

五、总括

巴戟转风不治风，伸阳开郁妙无穷。本原精气都无损，阳遇阴凝以此通。

赤箭　一名离母、一名鬼督邮、根名天麻

一、物性功用

天麻为物，根则抽苗直上，有自内达外之理；苗则

结子下归，有自表入里之象。又此物有风不动，是镇其风之变，而不使群动；无风自摇，是畅其风之郁而不使泛滥。畅风郁乃自内达外之功，镇风变乃自表入里之效。就其一往一来，已能使静作动，返动为静，是其功用断在根而不在苗，于此可见。

二、主治

（甲）小儿惊气风痫、眩晕头痛风虚之不能达于阳　天麻治此可谓自内达外，然亦不外乎自表入里之体。

（乙）诸风湿痹冷气瘑痹瘫缓不随　天麻治此可谓自表入里，然即具自内达外之用。

三、特效

专补风虚。胃为五藏六府之本，食气入胃，首即散精于肝，中土虚则风木之化源伤，是谓风虚。天麻自内达外而宣阴，自表入里而和阳，故治风虚有特效也。

四、总括

天麻主治一何多，表里往来内外和。晕眩头疼诸湿冷，风虚特效用无过。

卷 柏

一、经文便读

卷柏辛甘温，五藏邪气理，女子阴中寒热痛，癥瘕血闭而绝子。

二、物性功用

此物生于立冬，为桑螵蛸、阳起石使，是其能于至阴中熨帖以醒阳，于至阳中委曲以和阴。试观《本经》《别录》所主止咳逆，治脱肛，散淋结，头中风眩，痿蹶，强阴益精，令人好容颜，何莫非阴中之阳不达，阳中之阴不顺耶。则是物为体阳而就阴，用阴以起阳无疑矣。

三、总括

卷柏辛温体曲拳，癥瘕阴痛血多愆，和阴更奏醒阳绩，久服轻身貌似仙。

蓝 实

一、经文便读

蓝实苦寒，主解诸毒，欲杀百药毒，可用其叶汁，轻身头不白，是在于久服。

二、性色气味

肝主色自入为青，青出于蓝而深于蓝，则以色用为入肝矣。其多汁而气寒，则为及肾，而性通彻则为及心。

三、主治

主解诸毒毒即热入人身，胁人正气为附从者。蓝取精于水，长养于火，以达其木之用，木用达则水火合和之气毕达，举五藏之郁为火者，皆由此而达。正气行而邪气散，故曰解毒。

四、功用

外疗盛热，内理痰火。夫木遇盛热则津生，人身则有壮热而津反耗。阴耗而热益猖者，投以寒凉，正患其拒而相搏；改与滋养，又恐其壅而不化。惟此津随热极而生，热以津济而解者，岂不适相当耶。至如痰火，则上之阳不入阴而与之化，反灼阴而使之消，若增阴则徒能随阴以消，暂延一时之涸竭；若散火则并阴使尽，且不与阴济之火，又焉能化而得散，惟此充热以津，化津入热者能解之矣。

五、用法

急难稍延者用蓝汁，缓能及济者用蓝实，微而未猖者用青黛。

六、总括

壮热耗阴热益猖，勿投滋养或寒凉，津随热出热因解，妙治如斯蓝实良。

热入人身胁正从，蓝青达木水涵容，内痰外热皆能理，缓急分投法可宗。

气寒味苦色深青，肝肾心家禀气灵，蓝实消炎还杀蛊，热随津化更无形。

蒺藜子

一、经文便读

蒺藜之气味苦温，主治恶血而破癥，疗喉痹与乳难，并积聚而能平，久服则长肌肉、明目而轻身。

二、物理

蒺藜子锋颖四出，坚锐铦利，谓非象金不可。而其味苦，其气温，则又皆属乎火。是之谓金与火遇，火在金中。夫金与火接，始则相守，继则就镕，终则交流。相守则金之芜杂难消者消，就镕则金之凝重不动者动形随性化，交流则火之炎上不下者下性随形化。

二、主治

（甲）积聚喉痹<small>性与形违</small>、恶血癥结乳难<small>形与性违</small>　人身性本于气，形充于血，两者不盛则病。蒺藜金火交相化而适相成，故治之。

（乙）身体风痒<small>病在肌肤皮毛，为肺之合</small>，头痛、咳逆伤肺、肺痿<small>火守于金之病</small>　火与金本相仇，因相仇而致病。治之以火金相守而生长之蒺藜，化病气为生气，极为允帖。

四、用法举例

《大明》以此益精，疗水藏冷小便多，止遗沥泄溺血。夫金火相仇为病于上，但得其就镕下流，则并化为水，且非冷水而为暖水，又何水藏、精溺二道之不受益耶。

五、总括

金火销镕水下流，潜阳生化<small>火在水中，真阳潜藏理全</small>收，蒺藜锐利温尤苦，肺肾相交百病瘳<small>金在水中，母隐子胎</small>。

相守销镕复并流<small>金与火接，始则相守，继则就溶，终则交流</small>，蒺藜禀性悟缘由，性形随化为诸病，主治无如此味优。

金火相仇病可愁，化为暖水自交流。肾寒溺血兼遗泄，倍服蒺藜疾有瘳。

肉苁蓉

一、经文便读

肉苁蓉甘，微温无毒。劳伤补中，茎中痛除，养五藏而强阴，益精气以多育，兼主妇人之癥瘕，若欲轻身须久服。

二、物理

在地之阳奋然欲出，上无所引，旁有所挠，于是生苁蓉。质柔而属阳，气温而主降，乃火为水制，故色紫黑而味甘酸咸。又此物须阴干者，炙之以火，恐阴消于阳也。必浸去酸咸味者，欲全阳之用也。故其用惟在伸阳。

三、功能

滑润而能固摄。苁蓉以阴涵阳则阳不僭，以阳聚阴则阴不离，故能以气致精，藉精行气，且生精最优，能挠乎气也。

四、主治

（甲）主五劳七伤补中　五劳七伤者，或因用力而劫阳于外，或因用心而耗阴于内，俾阳就阴范，阴供阳使，是为补中。所谓因其衰而彰之也。

（乙）除茎中寒热痛　茎中阳盛而阴为所迫，则热且遗；阴盛而阳不相下，则寒且痛。助其阳，即所以和其阴，而痛自除。所谓因其重而减之也。

（丙）养五藏、强阴益精　阴阳相浃，精气相抱，斯五藏自安，五藏既安，而精何能不充，阴何能不强。

（丁）妇人癥瘕　必阴不柔而阴遭困者，方可以苁蓉治之。

五、经旨

经云：主五劳七伤补中，不云：主补中、五劳七伤。言苁蓉之补中，仅得施之于五劳七伤也。五劳七伤，名目虽多，约其归，不外伤精、伤气二种。或精枯于下而火浮于上，或火炽于上而引精自资。中央者，须火下蓄其气乃生、生乃固；火既违顺，容纳自拙。得此以气致精，藉精行气之苁蓉，使火回精聚，则在中之生气，又何能不受益耶。

六、用法举例

以治久痢　《千金方·冷利》增损健脾丸中用苁蓉，治丈夫虚劳，五藏六府伤败，受冷初作滞下，久则变五色，赤黑如烂肠，极腥秽者。又《别录》云：除膀胱邪气、腰痛，止利。

七、总括

苁蓉滑润润而能固温仍降，性善伸阳更益阴。行气致精劳可治，安和五藏力堪任。

劳伤补益主苁蓉，阳得阴涵僭亦从。精聚火回生气布，强阴养藏治当宗。

补中专为劳伤损此物之补中，仅得施于五劳七伤，非谓凡补中者皆得用之也，久痢邪深亦可医。柔润属阳温主降，滋通固摄两相宜。

上上品，石一味、草十六味。

续断、大小蓟

一、经文便读

续断气味，苦温无毒。金疮痈疡，折跌筋骨。通妇人之乳难，主伤寒而补不足。欲益气力，则须久服。大小蓟根，气味甘温。养精保血，安胎调元，疗赤白沃，且止吐衄。令人肥健，甘益血源。

二、类别

续断与蓟，原一类二种，以其根之断不断为别。蓟之训亦可作续。

290

三、比较

（甲）续断：筋膜坚韧，折之不断。能续筋骨。主治崩中漏血。味苦坚里。受伤而漏者器，欲器之不易伤，必使之坚。

蓟：肌肉丰盈，折之易断。令人肥健。主女子赤白沃。味甘厚土。受沃而渗者土，欲土之不易渗，必使之厚。

（乙）续断苦而蓟甘，同中有异。续断主治并系下焦；蓟主治并该吐衄。两物之根皆黄白，两物之花俱带红，是脾输精以归肺，肺奉津以从心，心受之而化血。血者周流无滞之物，挟苦则主降，挟甘则主缓，降则其功止能及下，缓则上下皆得受益。

（丙）异中有同

续断：主治乳难，并续筋骨，恶血腰痛，关节缓急。乳以血脉疏通而易。移其疏通及于他，则机关可利，恶血可行，断伤可续，腰痛能止。

蓟：安胎养血，保精。胎以奉养丰泽而安。移其泽使奉于他，则血可保，精可养。

两物花时不甚相悬，两物之生几间二月，气以疏通而速，血以濡缓而迟，其产原归一本。

（丁）续断：补中有行。筋骨非精莫续，断折非血莫联。其充血固血之力仅以补漏，其功在内而不见于外。

蓟：行中有补。血充且固得令人肥，精有所养得令人健。原无罅漏更得充固，其验著于外。

四、总括

（甲）续断　味苦能坚里，崩中漏血宜。续伤通乳闭，疏导效尤奇。

（乙）大小蓟　甘温益血令人肥，肌血丰盈更合机。吐衄妇人红白沃，调元却病两无违。

漏　卢

一、经文便读

漏卢咸寒，皮肤热毒，恶疮疽痔，湿痹乳出。益气轻身，聪耳明目，不老延年，是其久服。

二、释名

土黑曰卢，卢然解散也。曰漏卢者，谓其能使湿渗而热解散也。

三、比较

诸蒿：以气名蒿，气蒸出貌。能令湿热合并而除。以其气之蒸出透达其湿，性之耗散消除其热。（蒿，耗也。——原书眉注）

漏卢：以其色称，土黑曰卢。能令湿热分背而散。

导其湿使就寒水之黑，然后以其耗散之性达于皮肤。

四、主治

皮肤热，恶疮疽痔，湿痹。湿壅于内，欲蒸出而不能；热炽于外，欲耗散而莫及。漏卢能令湿热分背而散，故治之。

五、特效

为疡证逐湿之专剂因其利水由于除热。又能下乳汁、止遗溺。溺以温化而通，乳以清纯而下。遗溺因乎热，乳不下亦因乎热。漏卢除热利水，故于二症均有特效也。

六、总括

湿热疮疡主漏卢，咸寒清降滞能疏。乳难遗溺皮肤病，统治分消患自除。

营实　即蔷薇实

一、经文便读

营实酸温微寒，主治痈疽恶疮，结肉跌筋败疮可治，热气阴蚀不瘳尤良。利关节且止泄利腹痛，除邪气五藏客热为宜。疽癞金疮，诸恶疮伤挞，生肉而复肌。

二、特性功能

实主归藏，则收功于内；根主发散，则收功于外。

凡草木之丛生者，非一根生多茎，则每根各生茎，未有茎多根多而离地之所自汇为一者，则蔷薇是。是其茎之气并于下，根之气并于上，必有交互之理。凡草木生刺于茎者，必刺根深在茎中，茎皮连蒙刺上，纵削去之，茎必有节，未有才剥即刺脱，非特脱去无伤皮之痕，即削去其皮，茎间并无刺根之迹者，亦惟蔷薇是。是赘于外者，可使离于内，脱于外者可使不伤其内，交互之理，盖即寓于此矣。

三、主治

（甲）痈疽恶疮，结肉跌筋败疮，热气阴蚀不瘳　病根皆在关节之外而致关节不利，则是邪从外扰内。能使内者安而外者自脱，非所谓病在外而使收功于内乎。

（乙）五藏客热邪逆气，疽癫诸恶疮，金疮伤挞　病根咸在肌肉之内而致肌肉久不敛，则是邪从内外达。能使外者敛而内者自和，非所谓病在内而使收功于外乎。

四、用法举例

蔷薇根皮，《千金》《外台》于口疮为必需之物。

五、总括

实主归藏根发散，收功内外有蔷薇。根茎交互气相并，诸恶疮疡最合几。

络　石

一、经文便读

络石苦温微寒，主治风热死肌，痈伤口干舌焦，痈肿不消亦宜。喉肿舌肿水不下，大惊入腹允堪施。除邪养肾腰髋痛，筋骨能坚，关节能利。轻身明目好颜色，不老延年，久服方知。

二、物性功能

石者，土欲化金而未成也，于藏气为帖紧相承之脾肺。络石者，木水土相参之化也，于藏气为间于脾肾之肝。肝主疏泄畅达者也。乃络石疏泄畅达，独于帖紧相承之脾肺依附甚固。则凡脾肺所主肌肉、皮毛间，倘有邪气附着，生气不荣，吸摄津液以资启溉，致津液干涸，仍无济于生气者，得此疏泄畅达焉，不特枯竭转而荣茂，且干涸转而润泽矣。何则，以脾肺本主津液相输灌也。

三、主治

此物苦温而能治风热者，良以死肌痈伤喉舌肿等症，火结非假，津涸非真，乃阳劫阴以自资，阴被劫而不得化，故惟阳能入之，阴则不能入也。设使用寒必被阳格，用热又属耗阴，惟苦以发之，温以散之，相比成功，仍是冬夏不凋，寒暑皆荣之物，生乎阴而长于阳，络于阴而伸乎阳者，经所谓"微者逆之，甚者从之"是矣。

四、特效

络石之于肺，虽邪阻气挠，颠连如石，亦能化而通之，行而降之。夫人气升降，如环无端。第下者必化于肾而后能升，上者必化于肺而后能降。假使在上已无病，则下之机关犹未转，则尽利其上，其在下者能常自窒乎。矧络石原生于阴湿处，则其机关本自下，而其奏功则自上而下耳。

五、总括

生于阴湿络于石，上下通行肺肾调。苦发温开风热解。焦枯能润肿能消。

丹　参

一、经文便读

丹参苦寒，心腹邪气，肠鸣幽幽，寒热积聚，破癥坚而除瘕，止烦满而益气。

二、物性

丹参之色，外丹而内紫，紫者赤黑相兼、水火并形之色也。水火并形而和，原系太和之象，惟其内虽紫而外则丹，丹不能入，紫不能出，则紫为寒热积聚，丹为致生气于寒热积聚之象。

三、经旨

肠鸣幽幽如走水、寒热积聚、癥瘕烦满，不必尽由心腹邪气，而冠以心腹邪气者，见诸症若不由心腹邪气，则不得用丹参。心腹邪气不尽为肠鸣幽幽如走水等症，而首揭心腹邪气者，见诸症外若更有他病，纵系乎心腹邪气，亦不得用丹参也。

四、功能

能内引肝脾所藏所统之血，一归心之运量，敷布于经脉，且外及于皮毛。

五、特效

养血益气。丹参三月开花，九月乃已，他物之发扬底蕴无有过于此者。惟其如是，方有合乎血既盛而华，遂不易衰。则其能使病于内之血复其流动之常，混于水谷之热化为温煦之气而敷布周浃。曰益气者，乃诩其流动温煦之功，否则味苦气寒，又安能益气耶。

六、主治

主心腹邪气，止烦满烦为病在血脉而系乎心，满为病在水谷之气滞而系于腹。

心者主运量血脉，腹者主容受水谷。血脉者水谷精微之所由敷布，水谷者血脉运量之所由资藉。不正之气结于两处，所资既滞，运量即不灵，或病在血脉而烦，或在水谷之气滞而满。既烦且满，则气之环周不休者将尽为之痹而不行矣。丹以养血益气，故治之。

七、总括

心烦腹满主丹参，气血兼该法可寻。积聚肠鸣如走水，只因心腹有邪侵。

茜 根

一、经文便读

茜根苦寒，茎空色赤，通血补中，止崩益气，风寒湿痹，黄疸亦治。

二、功能

茜根色赤茎空，能行壅而通血脉。

三、物理

茜根紫赤，其茎缘物中空，似血之行于脉，茎上有刺，似脉之有络，数寸一节，每节五叶，惟脉之有穴有会，叶糙涩而不光，似血之结涩，故能使血行于脉，且偏使结涩干涸之所自通，停顿会聚之所不滞。

四、主治

（甲）主风寒湿痹、黄疸，补中　血脉有壅，营气遂痹，而不与卫谐，卫失营欢，捍御弛纵。如是，外有寒湿风，则得而乘之；内有湿热，则不得而驱之。茜根善行壅而通血脉，以之补中，痹疸自已。

（乙）止血内崩下血　脉络结涩则血不四周，血不能四周则内崩下血，通其脉络正以使血不内崩，所谓以通为止也。

五、比较

痹疸有在气在血之异。

（甲）寒湿风外据，气遂应之而成痹，此宜桂枝附子汤、白术附子汤、甘草附子汤以补中。

（乙）湿热内蕴，又招外邪而为疸，此宜茵陈五苓散、小建中汤、小半夏汤以补中。

（丙）血壅营痹，卫失捍御，外为风寒湿所乘内，为湿热所据而为痹疸，此惟茜根能为之通血补中。

六、总括

茜根理血且调中，痹疸能医脉络通。三气外乘中湿热，双和表里治相同。

忍 冬

一、经文便读

忍冬气味，甘温无毒。寒热身肿为疮痈，益寿长年宜久服。

二、物理

忍冬从紫茎以开白花，从白花而转黄色，则似由血脉生肿腐，即肿腐而致溃脓。人身气血以是而变生为死，即使草木精神以是而变瘁为荣者与之。此所谓钟生气于病中，化病气为生气者也。

三、主治

寒热身肿。言其所主不出于由寒热而身有肿处，由肿而遂痛，由痛而肉腐，由肉腐而溃脓也。后人以治热毒下痢脓血，亦以血脉遇热而肿痛、而腐溃、而下脓血。然究其源，亦必始于寒热乃当。

四、总括

化病为生觅忍冬，热寒肿痛渐成脓，痈疮圣药疡科宝，治痢多功法有宗。

地肤子

一、经文便读

地肤苦寒，补中益精，治膀胱热，利小便淋，久服耐老，耳目聪明。

二、气味功能

地肤气味苦寒，得太阳寒水之气化。太阳之气上及九天，下撤九泉，外弥肤腠。故地肤子之功，上及头而聪耳明目，下入膀胱而利水去疝，外去皮肤热气而令润泽。

三、经旨

《本经》以补中益精，踵于主膀胱热、利小便之后，可知在府之阳和，则在藏之阴清，在藏之阴清，则在府之阳宣。阴阳合同，以化为气也。于星罗棋布中，引阴以除膀胱之热，即从氤氲化育中，引气以承少阴之行。于以上撤耳目，外达皮毛，咸得其益，可谓补中益精气也。

四、用法

此物亦升亦降，方书多用之以治淋与目疾。茎叶捣汁主利、治目热暗，子主利水　利水去热助太阳之降而补中，益精气则资少阴之升，其子主降，茎叶主升。

五、总括

上下通行外遍身，地肤泄热效如神。肾膀清利阴阳合，升降无愆似转轮。

诸豆蔻

一、经文便读

豆蔻气味，辛温无毒。主温中及口臭，心腹痛而呕吐。

二、特效

诸豆蔻之味，极后皆凉，凉者收肃之象也。其疏在前，其收在后，故其疏滞去冷，与他物异，上中得此则止呕吐，中下得之则止泄利。

三、比较

（甲）白豆蔻　主积冷气，止吐逆反胃，消谷下气，皆系上焦之病，其味惟辛，故其治在最上，为自肺及胃疏滞去冷之用。

（乙）草豆蔻　主温中，心腹痛呕吐，皆系中焦之患，其味辛后有微甘，则其治在中，为脾胃间疏滞去冷之用。

（丙）肉豆蔻　主温中，治积冷、心腹胀痛、霍乱、中恶冷症呕沫，消食止泄，皆从中及下之患，其味辛中带苦，故其治最在下，为自胃及大肠疏滞去冷之用。

四、正误

草果非草豆蔻。草果之味极辛，其气猛而臭似斑蝥，以驱脾胃寒湿郁滞，辟岭南瘴疬犹可，若用非所宜削人元气。

五、总括

疏前收后除寒滞，诸蔻温中性略同，呕逆能平兼止利，用分上下奏专功。

沙 参

一、经文便读

沙参味甘微寒，血积惊气可主，除寒热与结热邪气，肺气能益中能补，疗胸痹心腹痛，皮间邪热头痛苦，且安五藏，久服利溥。

二、物性功能

气者物之阳，味者物之阴。沙参于气得其阴，于味得其阳（苦属火）。所谓质阴用阳者。人身质阴用阳，惟脾与肺，以其体柔而动，性降而处高也。而沙参发于早春，采于深秋，偏膺酷暑馀化，开紫色之花，不似肺挹土气以供火气之化乎；抑其任炎燨之逼烁，终白汁之流漓，不似中焦之化津化血，并行不悖，无相夺伦乎。曰补中益肺气，明所以益肺气者，由于补中也。曰血积惊气除寒热者何谓，能于两项病中除寒热耳。盖寒热皆由阴阳相争，血积则阻气之行，气乱则碍血之流，多有成寒热者。沙参藏白汁而开紫花，开紫花而仍含白汁，气乱者按而收之，优而柔之，血积者迎而化之，条而行之，则血与气隧道顺而畅达，寒热有不止者哉。

三、总括

紫花白汁妙生成，气血兼该寒热清。益肺补中通血积，沙参清化奏功宏。

胸痹腹心痛莫何胸痹本气病，有心痛而无腹痛，若心腹俱痛则涉于血矣，头疼皮热结邪多头痛皮间热，乃结热邪气所成，与风寒无与，为气乱而生热，热蒸而血沸所致，总因气血同时病，一服沙参百脉和。

薇衔

一、经文便读

薇衔苦平，微寒无毒。主风湿痹厉节痛，疗悸气惊痫舌吐，贼风鼠瘘，痈肿癥固，逐水而疗痿蹶，久服轻身明目。

二、物理

薇衔根黑兼赤，虽已火搅水中，然发茎但赤，则仅火动而水不动，故卒能花开黄色，下足以致水气之转输，上即可吸火气为生气而收缩。

三、功能

此物有风不动，不受病气，凭陵无风独摇，暗使元气生长，动者能使不动，不动者能使之动，故可制病之变幻。

四、主治

薇衔能使不动者动，动者不动，又能使火气为生气，洇水气得灌输。以大会于中黄，调和于上下，故能统治下列诸病。

（甲）风湿痹厉节痛　风湿痹，静病也；风湿痹而厉节痛，则其患在动矣。

（乙）贼风鼠瘘、痈肿　鼠瘘、痈肿为静病而由于贼风之动。

（丙）惊痫吐舌悸气　悸气，水病也；悸气而为惊痫之瘛纵、吐舌之伸缩，则其患在火矣。

（丁）暴癥　此为适动而才静。

（戊）逐水　水之可逐者为方静而今动。

（己）疗痿躄　痿躄之得受疗者，为上逆而咳所发。

五、古法示范

泽术麋衔以治酒风。烂醉受风，酒之气随风气而外飘扬，酒之质侵脾家而中迟钝，是以身热懈惰、汗出如浴、恶风少气。治其中治其质，则泽术优为之；治其外治其气，则惟薇衔是赖矣。

六、总括

风生不动止偏摇，化火生津百脉调，风湿痈疮诸肿痛，薇衔统治力何饶。

槐　实

一、经文便读

槐实苦寒，五内邪热，治五痔而疗火疮，止涎唾而补伤绝，兼主妇人乳难、五藏痛剧。

二、物性功能

此物开花于阳之极盛，结角于阳之末衰，而得味为苦，得气为寒，可谓当至阳之化育，得钟纯阴之性味矣。其功能入肝凉血。盖血者源于水而成于火，与槐实相肖，故肝热血漏者宜之。

三、主治

主五内邪气热，止涎唾，补绝伤，五痔火疮风虚且津不摄，则五内邪气热而目暗，风燥且血不藏，则五痔火疮而绝伤。阳淫于上，不与阴浃，则津自不摄；阳实于下，不与阴浃，则血自不藏。而阳则感化为风，特在上为风虚，在下为风燥耳。

四、比较

（甲）槐实　实为生发能始，病在内者，实有专功。故主妇人乳瘕、子藏急痛。

（乙）槐花　花为开散告终，病连外，花为独效。故治皮肤风，肠风泻血、赤白痢。

五、总括

性味纯阴本至阳，入肝凉血有专长，风虚风燥疮伤绝，五痔涎多悉可尝。

枸　杞

一、经文便读

枸杞苦寒，五内邪气，热中消渴，风湿周痹。久服则坚筋骨而耐寒暑，洵为服食之上剂。

二、物理

（甲）枸杞根　枸杞为物，叶岁三发，木气最畅，乃当收肃之候且花且实，此之谓以金成木。

（乙）枸杞实　色赤属火，火衰畏水，火盛耗水，枸杞之实内外纯丹，乃饱含津液，严寒不坠，此谓从火制水。

三、经旨

经云：枸杞主周痹风湿。良以枸杞之实，其津液与红酿成一体，是以能使风与湿相携而化、不相逐以争。曰周痹风湿者，以味苦气寒之资不能已寒，特可治周痹之属风湿者而已。

四、功能

其根能退有汗之热，其实能益心中之液。其能下胸胁气，治客热头痛者，升而有降之功。其补内伤大劳嘘吸，坚筋骨强阴，利大小肠者，是为降而得升之益。

枸杞者，其水木之气，究竟须得金火乃能致功就。下胸胁气，治客热头痛，固呈效于至高，而补内伤大劳嘘吸者，又岂不在心肺。盖水木之用成于金火，然火之所以丽，金之所以位，却终赖水木之精华奉养，乃克就昌明治节之勋，往还相承，周旋相济，而实有益于形体者，则曰坚筋骨强阴是已。

五、主治

（甲）五内邪气　以金成木，是于秘密中引生发，故主五内邪气。此根之功用，根主生发，而根极畅茂，则转退藏。

（乙）热中消渴　从火制水，是于焦涸中化滋柔，故主热中消渴。此实之效力，实主退藏，而实际水土则转生发。

六、总括

色赤多津味苦寒，性兼水火肾由安，分消风湿痹能已，久服功同不老丹。

琥 珀

一、经文便读

琥珀苦平，消瘀能淋，安五藏而定魂魄，杀精魅邪鬼诸阴。

二、物理

松脂为物，遇热能流，得火能燃，惟沦入地中日久化成，其能燃之性水养而至难燃，能流之性被土养而至难流，遂火化为色，水化为光，故其殷赤是火丽于水也，其晶莹是水凝于火也。

三、经旨

经云：琥珀安五藏定魂魄，消瘀血通五淋　言以安五藏定魂魄之功效，使瘀自得消，淋自得通，非攻伐导泄之谓也。盖琥珀所治之证，乃因藏气之不和，非由外邪之为害。故以琥珀呼吸嘘植其精神，胶粘其水火，而后瘀可消、淋可通。若因瘀滞而成瘕瘕，因邪火而致淋沥者，则与琥珀无涉也。

四、功能

消瘀血、通五淋水违火而为瘀，水阻火而成淋，琥珀火丽于水，水凝于火，故藉之可消可通。

五、总括

琥珀消瘀治五淋，水光火色义何深，安和五藏宁魂魄，意在调元法可寻。

榆　皮

一、经文便读

榆皮甘平滑利，二便不通津伤，利水道先行小便，除邪气之在胃肠，久服不饥，其实尤良。

二、物理

榆当春先生荚以成实，至荚堺乃生叶，是就生气为收气也。凡木之液多由其皮输引津液，故去皮辄死，榆则去皮仍生，可见其内外皆能输引也。

三、主治

主大小便不通、利水道除邪气。榆既内外皆能输引津液，故大小便俱不通。特皮之力终优于木，且正服其皮，所以小便必先行。邪气者，肠胃间邪热气也。肠胃有热而二便不通，但二便得通则邪热气自解。

四、功能

善于滑窍。夫木皮输引津液，本以上滋，非以下溉。而谓能行小便，岂可通耶，盖榆以滑窍而通便，非通利也。且大小便之通，滓秽固欲其下，津气却欲其升，非必相偕尽下。今谓榆皮能行小便，安有不合耶。

五、特效

其仁令人善瞑。榆先成实而后生叶，就生气而为收气者也。其生气之收，自能毓生气而不伤，得春初便实之物，自然随发涵毓与收中寓畅何异，故令人善瞑。

六、总括

榆能内外两输津，二便难通奏效神，滑窍除邪肠胃利，用分皮实效非均。

楮　实

一、经文便读

楮实甘寒，益气充肌，阴痿水肿，明目不饥。

二、物理

楮生极速，三年可成大树。而其布种之时必杂以麻，使其同出于地，冬则赖之以幛严厉，春则焚之以资发育。迨其成树也，则白汁贯中，彻上彻下，随取而随有，随去而随盈，故其功用为治水火不相济而病。

三、主治

主阴痿水肿，益气充肌肤，明目。非治外感，亦非治内伤，乃拨动火水关键，使不替其素所常行。夫水不为火用，而不充周一身，火不能驱水而蓄缩委顿，是非水盛亦非火衰，直二气不相济耳。济之奈何，则取水周一身之楮，被火迫而生，生且最速者，引动其机括，于是阳起而不痿，水行而不肿。水火既交，气道遂顺而流行有力，于以充上而明目，充外而泽肌肤，拒非理之合、情之当哉。

四、分部异用

实，久服不饥，不老轻身。

汁，主皮里膜外之疴。皮间白汁疗癣。

茎，除水火不和之病。除瘾疹痒单煮浴。

皮，主逐水利小便。水在皮而肿，则因皮以行水。

叶，主小儿身热，食不生肌。火在上而壅，则用叶以散火。

总不外乎使阴气顺则阳气不郁，阳气畅则阴自行。

五、总括

生因火迫水周身，楮实调元取义真。引动机关交上下，充饥起痿效如神。

五加皮

一、经文便读

五加辛温，益气疗躄，心腹疝痛，诸疮阴蚀，补虚羸而益精，坚筋骨而强志，并主囊下湿冷，小便余沥。

二、功能

祛风逐湿。五加皮气味辛苦而温，散其阳实之淫气，行其滞窒之阴气，是其祛风淫以宣湿者，即赖以逐湿淫以清气也。

三、主治

心腹疝气腹痛，躄不能行由于阴之遏阳，阳之劫阴。

五加皮既能主阴遏阳，又能主阳劫阴，故治之。

四、物理

（甲）根皮黄黑，肉白骨鞭　根皮黄黑为水土和于下，肉白为邪气净于内，骨鞭则为和于外净于内而中自强。

（乙）子青变黑　此为下既强而阳上行，阳既行而邪遂解，邪既解而阴乃复顺。

五、特效

（甲）崇正　治风弱五缓虚羸，补中益精。

（乙）除邪

（一）益气，坚筋骨，强志意皆身半以上事。

（二）疽疮阴蚀，囊下湿冷，小便余沥皆身半以下事。

五加茎柔而根鞭，于上则以柔而济其强，于下则以刚而胜其湿。

六、总括

祛风逐湿五加皮，崇正除邪两用宜，阴遏于阳阳又劫，刚柔兼济奏功奇。

蔓荆实

一、经文便读

蔓荆气味，苦而微寒，主筋骨间之寒热，祛湿痹而治拘挛，去白虫而轻身耐老，利九窍而明目齿坚。

二、气味功能

味苦而气微寒，苦主发，寒主泄，故能以阴达阳，由阳彻阴。筋骨间寒热而为湿痹拘挛，其邪定聚于关节，欲去关节间寒热与湿，一当使行，一当使散，蔓荆实盖均有焉。

三、主治

其所主之证皆病形不病气。

（甲）明目　目者，精神之簇于一处者也。精神混以邪气则昏暗，行散其邪则目明矣。

（乙）坚齿　齿者，形质之簇于一处者也。形质混以邪气则动摇，行散其邪则齿坚矣。

（丙）利九窍　目与齿即九窍之三，既利其三，可推其余。《别录》主风头痛脑鸣，亦以其能利九窍也。

四、特效

功在血而偏能益气。气之虚者欲补，而此能清其气以达之，气之戾者欲散，而此能清其气以化之。夫至阴虚则天气绝，蔓荆实成于凉降，故能凉诸经之血以凑乎阳之所在，使阳得阴以化而阳道行，所谓以阴达阳，由阳彻阴者也。

五、经旨

《别录》主风头痛脑鸣、目泪出，益气头痛则脑鸣，暗则泣出。皆由津不凝于气之所致，故于目泪出之后继之曰益气。

六、总括

蔓荆凉血阳由化，阴得阳和气即充至阴虚则天气绝，头痛脑鸣兼泪出，疏风去湿更多功。

辛　夷

一、经文便读

辛夷无毒，气味辛温。主五藏身体寒热，风头脑疼，去面䵟，增年明目，久服耐老轻身。

二、经旨

《别录》主眩冒，身兀兀如在车船上者　病之所营即正气之所注，而神亦于是乎萃。曰："眩冒，身兀兀如在身船上。"正疏其病根，及病未发时之情状也。

三、主治

五藏身体寒热，风头脑痛　无五藏身体寒热而风头脑痛者，是阳淫极上，不得阴交而化风，非辛夷能治。五藏身体寒热而不风头脑痛者，是邪连中外，不随阳气而透达，亦非辛夷能治。辛夷惟治风头脑痛之属五藏身体寒热者，其症脑有宿风，营为巢窟，凡表间感寒感热、五内任疼任劳，均不外发、不下泄而独出于上，引动宿风为头脑痛，故取辛夷之历久不开，今始开之气以发越之。

四、功能

温中解肌，通利九窍。即此可知其巢之所由覆，邪之所由去矣。

五、特效

凡小小有劳，小小感冒，随即鼻塞涕出、面肿引齿痛，发而即愈，不久复作，经年积岁，无有已时者，非此不治。

六、总括

久风新感两交加，头痛脑疼且勿哗，利窍解肌温且散，辛夷开结足祛邪。

上上品草十四味、木八味。

桑寄生

一、经文便读

桑上寄生，气味苦平。长须眉而坚发齿，充肌肤而主腰疼，安胎且疗痈肿，小儿之背强而勍。

二、经旨

经云：桑寄生主治腰痛，小儿背强。寄生分他树之余波以资所寓，其力出于本根。肾者人身之本根也，今以能资赘疣之物而主腰痛及小儿背强，是可知此腰痛背强非因于虚，非因乎痹，乃肾中滋液不敷布，以润所当润、资所当资，而留于中，反碍气之流行也。得桑寄生以引其气，使润所当润、资所当资，岂不两俱安善哉。

三、功能

充肌肤，坚发齿，长须眉，安胞胎。凡馀气寄生之物，善治馀气寄生之病。若肌肤为皮肉之馀，发眉须为血之馀，胎为身之馀，故桑寄生能充之、坚之、长之、安之也。

四、特效

润枯泽槁。桑本柔凉，润泽其气，上及巅顶，旁抵四肢。其枝本主上气眼运、肺气咳嗽、遍体风痒干燥、水气脚气、风气四肢拘挛，再以其上所寄生者而推之，是必尤能发其馀泽，以溉所赘矣。

五、总括

背强腰疼主寄生，液因留滞气难行，桑间馀气权为导，润泽同资患即平。

须眉肤发齿胞胎，恰似余波本内排，桑上寄生堪并理，濡枯泽槁喜春回。

杜 仲

一、经文便读

杜仲气味辛平，补中而益精气，主腰膝之痛疼，坚筋骨而强志，阴下之湿痒可除，小便之余沥亦治。

二、物理

木皮之厚，无过于杜仲。犹人身骨肉之厚，无过于腰脊。木皮皆燥，独杜仲中含津润，犹腰脊之中实藏肾水。肾者藏精而主作强，此所以得其敦厚津润以补其中之精，并益其精中之气而痛自可已。

三、功能

能坚筋骨、强志。杜仲敦厚津润，气象冲容，魄力和缓。而其味辛，是能于冲容和缓中发作强之机，而于敦厚津润中行坚强之势。且其皮内白丝缠联，紧相牵引，随处折之，随处密布。是其能使筋骨相着，皮肉相贴，为独有之概，非他物所能希也。

四、特效

除阴下湿痒、小便余沥。肾主收摄一身之水气分布四藏。假使所居之境，所治之地，而渗漏不已，关键无节，又安得筋骨之能坚，志之能强。故惟能除阴下湿痒、小便余沥，而后筋骨可坚、志可强也。

五、总括

冲容和缓却坚强，善治腰间痛莫当。壮骨强筋坚肾志，补精益气有奇长。

女贞实

一、经文便读

女贞气味苦平，安五藏而养精神，补中虚而除百病，久服则肥健轻身。

二、经旨

主补中，安五藏，养精神，除百疾。夫相火之下，阴精承之。故凡火之病人，赖有阴精相应，以为康复之阶。苟所病不止一处，则阴精虽欲应而不能遍及。女者如也，贞者定也，精定不动惑也。定于中而不动惑于外，犹之湛然朗照之中，自有道以御乎物，任物之奔驰变幻而无容心焉，则所耗遂不能敌其所生。病虽百变，不能为人大害，是之谓"补中，安五藏，养精神，除百疾"。

三、功用

最养精神。自于精而言，则当日之剥削，不得今日之充盈；自于火而言，则今日之充盈，正以供他时之朗照。

四、物性

此物自春夏秋当生长之会，乃常蚀肌吮血身无完肤，仍不废开花结实；至严冬飚烈，他草木剥落无余，犹独逞翠扬花，挺然繁秀。是其所补之中，必被火气剥蚀之中；所安之五藏，必被热气骚扰之五藏；所养之精神，必气被火耗不能化育之精神；而所除之百疾，必火热游行无定，或内或外或上或下，变幻无方之百疾也。

五、总括

静定于中却百邪，女贞取义信无差。阴精所奉其人寿，此物冬青似血华。

丁香　一名鸡舌香

一、经文便读

鸡舌香气味辛温，疗风水毒肿必备，兼治霍乱心痛，温脾胃而去恶风。

二、物性

发中有收，收中有发。此物花于春，其色紫白，是于生发中成，和水火而致其用于收也。实于秋，其色紫，而味辛气温，是于收敛中成，和水火而致其用于发也。

三、功用

能使邪去而正不伤发中有收，正旺而邪难驻收中有发。

四、主治

疗风水肿，去恶气，疗霍乱心痛。夫非发不肿，非敛则风水毒不结，而恶气不留，霍乱不心痛。丁香亦散

亦敛，能于风水毒肿、恶气心痛，行邪气之结而充正气
之威，放治之。

五、用法

凡痰湿阻中，有碍气道者，纵有热征，亦可用此，
为求本之治。盖中宫输运迟钝，蓄水成痰，因痰生热，
其变于外者，自有热而无寒，然徒清其热，则根柢湿痰
必复层叠外透，故宜丁香之辛温开达，以直剿其本。

六、总括

收中有发发仍收，邪去无伤正自留，风水心疼诸恶
气，丁香开达病随瘳。

沉 香

一、经文便读

沉香微温，善去恶气，风水毒肿，用之最的。

二、功能

沉香精气内凝而复芳香流动，既不迟滞又不破削，
能使当上者上，当下者下，非特为气之领队，抑能为精
与神之领队而运输于中，不致偏留于一处。

三、主治

（甲）疗风水毒肿　取其精内凝，不随外病而沸溢。

（乙）去恶气　取其气内守，不受外伤之侵扰。

四、比较

（甲）乳没、血竭、苏合　皆木之脂膏精气在其中，治在外血脉之病。

（乙）沉香木　乃心木与枝节之不溃腐者精气在其中，治在内气道之病。

五、总括

内凝真气复芳香，领导精神致百祥。辟恶疏风兼利水，沉香治内有专长。

麝　香

一、经文便读

麝香辛温，主辟恶气，杀鬼精物，三虫可去，温疟惊痫，除邪魔寐，兼疗蛊毒，孕妇当忌。

二、物性

散败生气最捷　麝藏香处，草遂不生，持过花下，花为萎谢，倘近瓜果，瓜果立枯。

三、功能

有香之麝，虽形骸柴瘠而峻健自如，故其香能散附形酝酿之气_{此气乃物所自贄}，而不能散呼吸氤氲之气_{此乃吐纳天地之气}。

四、主治

所主皆属客气依附有形相媾而成之病，绝无上体清空气分之疴。下列诸症皆为客气依附有形：

（甲）温疟　风藏骨髓。

（乙）杀蛊毒去三虫　毒入肠胃。

（丙）痫痉　热依血脉。

（丁）坠胎　形具子宫。

（戊）去面䵽　䵽附于面。

（己）去目中肤翳　翳附于睛。

五、用法

（甲）凡凶恶鬼邪径犯清虚，为神明翳累者，不得用之。

（乙）凡物非来之暴一时无所措手，非候之急百药无可效灵者，不得轻用　惟主中恶心腹暴痛、胀急痞满。

（丙）用此治内病，必审其确为有形，的系外邪则可用之。误用则立夭人命。

六、总括

客气依形致众疴，麝香辛散奏功多。天真气道诸邪恶，此物非宜会也麽。

牛　黄

一、经文便读

牛黄味苦，惊痫寒热，热甚狂痉，邪鬼为贼。又主坠胎，治大人狂颠，并小儿诸痫，口开不得。

二、物性

方春疫疬，牛饮其毒则结为黄，和气流行，则牛无黄。然黄非为牛病者，特为牛御病耳。盖黄乃牛身精气之英华所结，镇于中以消弭毒疬之气者也。

三、主治

惟主病如伤寒而其来不骤，如昏谵而肢体牵缩者。

四、总括

牛身精气结为黄，抵御时邪毒莫伤。病似伤寒来势缓，狂癫痫痉主之良。

白胶　*即鹿角胶*

一、经文便读
白胶甘平，补中益气，腰痛羸瘦，劳伤可治。止痛安胎，无子血闭。

二、功能
补中益气，且能即集为布，藉输作收。

咸能收集津液，甘能敷布精微。鹿角之咸，既成白胶则转而甘。甘以咸为先天，则敷布有序而不致倾尽底里；咸以甘为化身，则收集有度而不至悭吝啬施。

三、物理
鹿角熬炼成膏，其浮越之气、顽梗之资，一变而为纯和凝固，故其用自能收四出浮越之精血，炼纯一无杂之元气，于以为强固之基、施化之本。

四、比较
鹿角之性驳杂，以治恶血、留血、痈肿。白胶之性纯一，可治吐血、下血、崩中。

五、主治
主伤中劳绝，腰痛羸瘦，妇人血闭无子。

白胶以咸为先天，以甘为后天，即集为布，藉输作收，经道既泽，中权有资，而化生气于空蒙，充形骸以膏润。故《本经》美其功曰"补中益气"，诸症安有不治者哉。

六、总括

白胶集散在同时，咸化为甘故入脾，益气补中劳可治，安胎种子血能医。

龟　甲

一、经文便读

龟甲之气味甘平，破癥瘕而攻痎疟，疗五痔与阴蚀，去湿痹而健肢弱，又主漏下赤白，小儿囟骨不合。

二、物理

（甲）以治水火为病　龟常湛于水可生，纵令居陆亦生，故能治水之病人，并能治水火相啮而病人。

（乙）以治中外为病　龟之背腹迟重，首尾四肢轻矫，故能治中病应外，外病应中，并能治中外有病而不相谋。

（丙）以治开合为病墫　龟甲纵横成理，片片可墫，而上下紧裹无隙，故能治当开不开之病，当合不合之病，并治开合参争之病。

二、主治

（甲）漏下赤白，小儿囟不合　不合。

（乙）癥瘕　不开。

（丙）痎疟　开合参争。

（丁）五痔阴蚀　水火相啮。

（戊）湿痹四肢重弱　中外相应。

四、功能

（甲）助开合　气张而体不随之开者，龟甲能助之开；气翕而体不随之合者，龟甲能助之合。

（乙）调水火

（一）火无水养而亡命奔迸，龟甲能使水存于中，而招火外归。

（二）水为火格而延缘游溢，龟甲能使火息于外，而引水内济。

（三）水停关节而火之途径难通，以及火燔骨干而水之滋溉难及者，均藉龟甲以交互斡动之。

五、总括

水火相违两不应，交通龟甲有殊能，亦开亦合调中外，痔疟癥瘕漏湿蒸。

桑螵蛸

一、经文便读

桑螵咸平，利水通淋，伤中疝瘕，阴痿遗精，女子血闭，兼治腰疼。

二、物性

螳螂作窠生子于深秋，是令阳入阴中，成形出见于仲夏，是令阳从阴出。

三、功能

此物气平味咸，固具下行归肾之机，其必取诸桑上者，又具自肺而下之概。一在极上，一在极下，盘旋交引，中气自得灵通，于是阳之出入、阴之合辟自合度焉。

四、主治

（甲）阴痿，益精生子　于阴痿之候，能为益精而使生子，是为阳入阴中。

（乙）女子血闭腰痛　于女人之病，能行血闭而不腰痛，是为阳从阴出。

（丙）伤中疝瘕　疝瘕本阴气之结，因伤中而为疝瘕，则是阳气之结矣。

（丁）通五淋，利小便水道　水道不利，本阳气不化，因五淋而水道不利，则是阳陷阴中。

五、用法

（甲）疝瘕之属伤中者，阴痿之属阳不会入阴者，腰痛五淋之属阳陷于阴者当与。凡疝瘕、凡阴痿、凡腰痛五淋有异而后可用桑螵蛸。

（乙）虚损五藏气微，是伤中之状，梦寐失精、遗尿是阴痿之源，其腰痛五淋等症，亦必有伤中阴痿之象兼见，而后可用桑螵蛸。

六、总括

螵蛸咸降理阴阳，腰痛五淋内有伤，瘕疝失精阴痿废，云何统治细思量桑螵蛸能令阳入阴中，阳从阴出故统治之。

石决明

一、经文便读

决明气味，咸平无毒。主目障翳痛青盲，若欲轻身宜久服。

二、功能

能拨芜累而发精光。

三、主治

目障翳痛青盲。翳多属痰，痛多属火。外障由痰火久涸，精明遂不上朝；内障由精明衰减，痰火乘机上扰。今曰目障翳痛青盲，乃因痰火而致青盲也。石决明之粗皮外蒙，正如痰火之隔蔽，去粗皮而光耀焕发，正如精明之得以上朝，故治之。

四、总括

拨开芜累发精光，石决明通目障盲，降火消痰精上达，咸平气味治相当。

鲤鱼胆肉

一、经文便读

鲤鱼胆味苦寒无毒，目热赤痛青盲，明目强悍益志气，是在于久服。其肉味甘止渴，黄疸咳逆上气生，主水肿脚满下气。骨主女子带赤白，齿主石淋效可必。

二、功能

（甲）鲤鱼力跃悬流，乘雾飞行空际，是其性向上，故能使在下之水动，而治水肿脚满，女子带下等症。

（乙）他鱼死则鳞无光泽，惟鲤鱼虽腌而成鲊，鳞间金色犹闪烁，是其得水之精，能资火之照者，而其胆之精气，本通于目，为善治目病因水不滋而火遂炽者矣。

三、总括

火旺水亏目热红，鲤鱼胆汁主多功，肉能止渴兼除咳，脚肿身黄治亦同。

水精禀性鲤由生，鳞片生光火照明，热痛青盲诸眼病，平调水火胆尤精。

鲍　鱼

一、经文例读

鲍鱼气味，辛臭而温。主坠堕腿蹶腕折，瘀血在四肢无痕，兼疗女子崩中血不止而神昏。

二、物性

腥物欲其干必以腌者，为盐能渗出其津液也。鲍鱼不因腌而暴干，则津液未尝渗出，故臭耳。凡鱼津液在而气臭，馁败随之，乃偏不馁败且其味甚佳，是明明能使不流之津液气虽变而质则不变也。

三、特效

鲍鱼汁能使肠中津液、肝家藏血已变而未败者，皆得转死而为生。

四、主治

（甲）折伤瘀血　血遭伤折，不去而瘀，恰似鲍鱼中之津液气变而质不变，得此同类之物鼓舞其机、斡旋其气，则气仍行、血仍活矣。

（乙）女子崩中血不止　鲍鱼致生气于已离经而未行之血中，犹之转瘀血为活血矣。

五、总括

接续生机主鲍鱼，神奇腐化信堪誉，质存气变瘀能转，折跌垂危可复初。

藕实茎

一、经文便读

莲藕实茎，气味甘平，益气除疾，补中养神，久服不饥，耐老身轻。

二、物理

此物托命于阴，畏阴之横而不畏阳之炽，水涨没荷则根茎花叶无有不死，而水竭土坼则仅枝叶槁而藕难卒坏。夫血以气之煦，故不致滞而不行，行而妄出；气以血之濡，故不致化火劫阴，阴随火竭。然血而痼气，终成灭顶之凶；气纵耗阴犹有遗荄之结。

三、经旨

补中养神。主水土相交而出地者，阴中少阳也，其性主升，阳升而阴随之，则水气达而土气亦达，乃成上行之地道焉。斯为补中，以水得交于火也。主水火相媾而下归者，阳中少阴也，其性主降，阴降而阳随之，则气畅而土气亦畅，乃成下济之天道焉。斯为补中，以火得交于水也。夫药之生藕，为自阳入阴，藕之生药，为从阴出阳，阴阳回环，递相生化，实所以开水土之粘固。花发时遇烈日则挺拔，遇阴翳则萎瘁，曳至阴以媾至阳，凝至阳而成化育，又所以联火土之相生，《本经》云："藕实茎主补中养神，益气力，除百疾。"其旨深矣。莲外开而中有物，藕外连而中无物，是据于上坎，蹲于下者为离，人之身不坎系肾、而离系心乎？今且反之，则所谓取坎填离，以离济坎也。两端之用已谐，其所受益自必在中，故命之曰："补中养神。"

四、主治

合之则藕实茎，主补中养神，益气力，除百疾。分之则藕主热渴，散血生肌。

五、比较

（甲）莲实能畅火之用，自上而下，资血之生非特交水火以益土，且即土而行水之升降。

莲从藕根抽茎开花以至结实，皆自下而上，而实中之薏包含根茎花叶，形复倒垂，有归根复命之义焉。

（乙）藕及藕节、荷叶及蒂，能达水之用，自下而上，资血之始。

藕及藕节、荷叶及蒂，均可用以治血。盖能达水中之气，即是和血，血固源于水而成于火者也。

六、总括

水火相逢土用宣，藕茎莲实气回旋。补中参透神皇旨，交媾何妨地作天。

益气养神更补中，生肌活血热能通。藕空莲实乾坤定，取坎填离造化工。

水火交通故补中，莲行升降妙无穷。倒垂复命莲中薏，莲藕生成贯始终。

血源于水成于火，达气皆由藕蒂荷。自下而升资血始，生肌泄热奏功多。

莲实象坎藕空象离上下排，坎离倒置一何乖。不连不偶名莲藕莲者不偶也，藕者不连也。藕本自莲，因节界之而不连；莲本不连，因相攒取而连。是阴阳虽出于奇偶，然实阴根于阳，阳源于阴矣，取坎填离两用谐。

托命于阴惧水横，土焦火炽藕犹生，血濡气煦交相济，血竭生肌主治精。

火用能宣莲实功，中焦蒸变血球红，上行达水源由裕血源于水而成于火，藕蒂荷茎一气通。

鸡头实　即芡实

一、经文便读

芡实甘平，强志益精，主治湿痹，腰背膝疼，补中除暴，耳目聪明，久服不饥，耐老身轻。

二、功能

非特能致阳于阴，并能起阴御阳。

三、物性

此物秉气于阳。芡叶虽终不离水面，而能开花向日，向日结包，与天上之阳相嘘吸而成实，是为秉气于阳。

四、主治

（甲）除暴疾　芡资始于水下之土，资生于水外之火，火土相锻则成金，而偏在水中，具坚刚之性，洁白之色，不受泥之淤、日之暴，则受日暴泥淤以为病者，均藉此可已。

（乙）主湿痹、腰脊膝痛，补中致阳于阳之功　芡茎屈蠖水中，其叶亦终不离水面，则水中之气不能出水，恰有合乎腰脊与膝为湿所蔽，不得交于阳而痛。乃芡者偏能共水外之阳嘘吸以钟生趣，故主湿痹腰脊膝痛、补中。腰脊膝皆为水藏而资阳气以运动者也，被水气蔽而痛，则受阳之益而痛自已。

（丙）益精气，强志，令耳目聪明起阴御阳之功　志之强，耳目之聪明，皆阴中之生气而注于阳者，芡实能于精中益气以交阳，则志之强、耳之聪、目之明，正有不期然而然者。

五、用法

凡志之不强、耳目不聪明，因精盈而气不能摄之以交于阳者，用芡实为的对。若精不足而有斯疾，则非芡实所能为力矣。

六、总括

资生水外火，资始水中泥，芡实金成象，坚刚性可稽。

禀气于阳湿可医，交阳芡实奏功奇，精盈待摄斯为合，阴损诸虚用不宜。

精中益气善交阳，艾治腰疼膝脊伤，水藏无阳缘湿累，驱除暴疾主尤良。

蓬蘽　覆盆子

一、经文便读

蓬蘽味酸咸平，主安五藏益精，长阴强志倍力，久服有子身轻，又主卒暴中风，身热大惊。覆盆子味无毒甘平，专主益气乌发轻身。

二、根实异用

蓬蘽用根，覆盆子用实，本系一类而有二种。

三、功能

蓬蘽之茎，戟刺外锐，体内柔；其叶厚而有毛，凌冬光泽；其花白，其气平，是皆有合于金之降。金降者火必随，故所结之实，先青黄而后紫黯，味且酸咸，又甚有合于金曳火以归水，水承火以滋木矣。金降火归，水温木茂，上下转旋顺常，根柢之精神牢固，不可不曰"安五藏、益精气"矣。五藏安、精气益，自然火凝于水而志强，水资于火而力倍，长阴有子，特余事耳。

至覆盆子，虽与是同类异物，然体状之同，固不能该其吸受之异。吸受之异，却善承其秉赋之同。则其根于发中寓藏，而子即于藏中用发。夫其体状不异，花色实色并同，惟一结实于三秋，一成熟于五夏。则根之发不能禁其子之收，而收之尽为作用于下，若子之媾金体质状似金木用得气是木以归火。火金复相镕炼，自必下流，且其下流正为来年生发之机，能不谓降中有升耶。故其所主之益气轻身正同，而力独优于令发不白。是其挽气下归，复为上发之地者，更魁群绝伦，非蓬蘽之所能及矣。

四、总括

火归金降水涵木，蓬蘽强阴更益精，以发为藏通且补，暴风惊热悉能平《别录》云：疗暴中风，身热大惊。挽气下归旋上发，火金镕炼降仍升，覆盆益气还乌发，蓬蘽根同此独胜。

白冬瓜 附 白瓜子

一、经文便读

冬瓜味甘微寒，主除小腹水胀，且利小便，止渴无上。瓜子味甘平寒，主除烦满不乐，令人悦泽好颜色，益气不饥效力确。

二、功用

用其外廓，能化在内之气与水。冬瓜初实，其瓤亦如一切瓜瓠，裹大津液充满无间，及其饱经霜露，瓤子空悬于中，其津液既未外泄，又非内耗，乃尽泡于肉中；而昼受暴炼，夕阴露浆，已尽拔其浮浊，乃独留其精纯，斯能久而不坏。人身津气在肌肉间者，非卫气而何。卫气者，起于下焦，上行以护卫一身，剽悍急疾，昼夜五十周，不自暂驻。冬瓜者，既泡小腹间水中之气行于肌肉，随卫气敷布，且能上止其渴矣，其所馀水能不自化随小便以出耶。

三、比较

（甲）冬瓜达阴　冬瓜甘寒，肉不能干。用其肉能使小腹水胀_{水胀在内，下在小腹}，又能利小便止渴　必化其水，小便始利，而当其化时，犹能泌其清者上朝为津，其状宛转。

（乙）苦瓠宣阳　苦瓠苦寒，其肉能干。用其瓤子，能治大水四肢面目浮肿_{浮肿在外，上及面目}，又能下水令人吐，其水不择大小便而下，犹或不及，则在上者并自吐出，其状急疾。

（丙）冬瓜治胀，苦瓠治肿　其气均寒，其所治症皆属于热。

四、总括

津液深藏浮浊净，经冬不坏白冬瓜。泌清止渴尤通便，腹胀能消热不加。

津行肌肉气常流，护卫周身刻不休。水胀热多伤在气，冬瓜泌别病随瘳。

胡 麻

一、经文便读

胡麻味甘平，主虚羸中伤。补五内，益气倍力，长肌肉，耳聪目明。填髓坚筋骨，止痛疗金伤。轻身不老耐饥渴，是在久服而不忘。

二、气味功能

味甘气平臭香，悉合土之德，且饱食脂液，性善上帖而不肯下，恰有切于脾之布津液而上升，故能通壅瘀而止泄澼。脾之为用，善摄一身之阴阳而衰益调剂之。若其运用不灵，虽胃之容纳犹济，则不为壅瘀，必至泄澼。

三、比较

（甲）蔗、梨、菱、藕　其汁易出，故能生津津宣发于极外，除烦止渴。

（乙）胡麻　其液非磨蒸挤压不得出液屈伏于极内，故主益阴而填脑髓。

（乙）胡麻　其液非磨蒸挤压不得出液屈伏于极内，故主益阴而填脑髓。

四、主治

（甲）主伤中虚羸，补五内，益气力，长肌肉益阴补脾之功。

胃刚而静，脾柔而动，刚者主容纳，柔者主运用。中虚之病，纵少容纳，但能运用得宜，未必遽至虚羸。惟脾之运用不灵，则不为壅瘀，必至泄澼。于是素仰资给者遂连比受伤，不至气馁形瘠不止。壅，不敷布也；泄，不上升也；气馁形瘠，乏津液也。胡麻多脂而性及上，恰如脾之敷布津液以上升，故治之。

（乙）填脑髓，坚筋骨　胡麻饱含脂液，性善及上，故有此效验。

五、特效

（甲）金疮血出涩痛者，用胡麻止痛　此为引液以补血之脱。

（乙）伤寒瘟疟大吐后，用胡麻治虚热羸困　此为引血济津，而使与液相嘘吸。

六、总括

胡麻多液益阴精，德合脾家性上行，壅瘀能通泄澼止，理虚补脑髓充盈。

白芥子

一、经文便读

芥子辛温，射工疰气，胸膈冷痰，面黄上气，发汗亦治。

二、气味功能

味辛气温，善于横达。温则胸膈冷痰无不发越，辛则上逆之气无不宣通皆由横达之功，故能除皮裹膜外之痰，四肢骨节之痛。

三、主治

上气发汗，胸膈冷痰，面黄。冷痰阻中，则气难横达而一于上行为上气，气难横达则冷痰益无所泄，而惟留于胸膈，于是碍脾之磨荡，而黄发于面，白芥子辛通温发，故治之。

四、用法

用以治内，其症必兼上气，用以治外，其症必兼肿痛。

白芥之茎，小者反中空，大者反中实。中空者象痰之逼穿气道，中实者象痰之壅肿经隧。凡痰在骨节及皮里膜外之候，必里有痰而外为肿痛已久，而按之不空者，方与白芥子为宜。

五、总括

胸膈冷痰面瘦黄，气难横达致脾伤，皮间阻滞肢尤痛，芥子宣通主治良。

上上品木五味、兽三味、虫四味、果二味、菜二味。

研药指南　下卷之二

邵阳　何　舒竞心　　　　　　　录存
受业　张绍棠　胡俊明　男致潇　同校

磁　石

一、经文便读

磁石味辛，咸寒无毒。肢节中痛不可持物，周痹风湿必主洗洗，痿痹可去，又除大热烦满耳聋，养肾强骨益精，除烦通关节，鼠瘘颈核痛肿，消小儿惊痫，喉痛亦调。

二、主治

（甲）磁石所主，既能于真气不周之症使之周，即未至于真气不周者亦治之　磁石者，以质而论，则取其有毛之石、石中有孔为重坠下降，自肺及肾也；以色而论，则取其石色黑、孔中黄赤而独无青，为有降无升也。自肺及肾，倘肾家不空，如石中无孔，则虽降亦无所归，此所以不能治躯体之痛矣。有降无升，倘痛在足膝，如石已至地，则于何更坠？此所以止能治肘腕之痛矣。

（乙）除火热烦满及耳聋凡耳聋之火热烦满者治之，大热烦满而不耳聋者亦治之。

夫听之为义，如水影物。无水而物无影，此原难复之候；有水而物无影，则由水浊；有影而并无物，则由风狂。磁石之所主，盖治水浊之疴。何者，水所以浊，或由湿蒸土浮，或由郁热水泛，而火热烦满则由肺动而肾随之，且过中不惧所主之脾，抵上不凌所畏之心，此其病似实非实，似虚非虚，是《经脉篇》所谓"所生病"者也。母病本轻，缘子救而转盛，子原无病，因救母而生炎，是以手太阴之烦与心胸满、足少阳之口热舌干遂相凑为大热烦满矣。得此以石吸金、自肺及肾之物，焉能不水静其波而归壑、金遂其重而下溉耶。

（丙）养肾气益精乃自肾吸肺，凭恃母气之功，小儿惊痫为金水相安，火自不炽之效，消阴肿鼠瘘、颈核喉痛乃水不上泛，火遂清静之功。

炼水饮之，令人有子炼之为水，则朝肺之百脉，皆随之顺流而下溉以养肾而荣精。

三、总括

孔中黄赤独无青，色黑空通重下停，磁石辛寒交肺肾，除烦泄热耳能听。

真气难周亦使周，湿风周痹两堪投，痛深肢节酸如削，磁石强阴主治优。

阳起石

一、经文便读

阳起石咸，微温无毒。主崩中漏下，破子藏血固。且疗癥瘕结气，寒热疼痛在腹。无子阴痿不起，服此以补不足。又治男子茎头寒，阴下湿痒臭汗去。特效消水肿，不饥须久服。

二、形体

阳起石，云母根也。所出之山，常有温暖气，盛冬大雪，独此不积。其形似云头雨脚，松如狼牙，色黄白而赤。犹带云母者为上，置雪中忽然没者为真。写纸上日中扬之，飘然飞举者乃佳。

三、效能

止血行血，两擅其长　天之气交于地，而地气不应，则从乎地而生云母；天之气交于地，而地气应之，则纵乎天而成阳起石。夫当氤氲相感之际，原冥漠无朕，惟其凡感斯应，故质阴而常从乎阳，遇阳则起；惟其有茹必吐，故性阳而不离乎阴，适阴辄消。主崩中漏下者，起其迫血之阳而血自止，即书之于纸见日则飞之义也。破子藏中血癥瘕结气者，释其凝血之阴而血自行，即纵使大雪其处不积之义也。

四、专功

此物不止吐衄便利金疮之血，亦不破水血相搏之干血。夫以天地氤氲万物化醇之气之结，化男女媾精万物化生之处之病，既精且专，不假他求，则亦不能他及。故寒热腹痛无子，是子藏中阴凝而阳与争也；阴痿不起、补不足，是阴茎中阴凝而阳不起也，两者皆在交感之所。惟其不预他处病，是以能不遗本处病，可贵者惟此，期必效者亦惟此。

五、总括

逢阳则起遇阴消，破血多功止血超。专治下阴他不及，氤氲化石力偏饶。

铁　落

一、经文便读

铁落味辛甘平，主治风热恶疮，下疡疽疮痂疥，气在皮肤中为殃，胸膈烦热气能除，食不能下主之良。

二、主治

风热恶疮、疡疽疮痂疥、怒狂。铁落者，铁中之粗矿也，不被火煅则不出，其落愈出，其铁愈精，铁无火不精，火非铁不凝。风狂恶疮疡疽疮痂疥，是铁之不精也，怒狂是火不凝也。去其粗而精自纯、火自凝矣。

三、总括

风热恶疮气在皮，怒狂铁落悉能医。火凝只为成精铁，内外兼调法可师夫内有热而不能化，若外有阻滞处，则归并于阻滞，随所在而成疮；若外无阻滞，表气完固，则盛壅于内，引气上逆而为怒。

怒狂施治取阳明，夺食能教热气清阳明者常动，巨阳少阴不动，不动而动，大疾则为怒狂。夺其食则阳明馁，若不夺则食，则以铁落下其气可也。铁落止烦原不食若本不能食，而胸膈中热气亦盛，则阳明之气本非因食而旺，则虽不食犹当下其气矣，胸中热盛下斯平。

菜耳实　即苍耳子

一、经文便读

菜耳实味苦甘温，风头寒痛风湿宜，周痹四肢拘挛痛，并主恶肉与死肌，又治溪毒且益气，强志聪明久服之。

二、形体

苍耳枝节繁茂，离奇屈曲，末盛于本，纵横四布，似蔓非蔓，实结于巅，剖而出之，宛如人肾。

三、功能

能行精液中之气以资发生，而不能补益精液。

夫肾所主者液也。液之所至，上出于脑为髓，旁行于肢体为骨节屈伸滑泽，外行于肌腠为汗出溱溱，无非肾气所届。乃苍耳子之象肾形者，偏在其末，故能随液之所至，布气以驱风寒湿也。

四、主治

风头寒痛脑间因有风，复因寒激也，风湿周痹，四肢拘牵痛风寒湿着其液，窒碍其滑精也，恶肉死肌风湿着其津，腠理遂不通也。苍耳子能使脑髓津液中气，行而不滞，去而不留，故统治之。

五、总括

苍耳甘温象肾形，液中行气透诸经。驱除三气无留滞，强志轻身久服灵。

子形象肾结高巅，布气驱除三气缠。湿痹风湿周痹四肢拘挛痛，风头寒痛亦能捐。

玄 参

一、经文便读

玄参微寒，具有苦味。女子产乳余疾，腹中寒热积聚，令人明目，能补肾气。

二、经旨

味苦为已向于阳，气寒为未离于阴，云补肾气者，是补肾气作用之枢机，非补肾藏主藏之形质也。

三、气味

大寒者固密严厉之寒，火气遇之则折；微寒者轻扬飘洒之寒，火气遇之则化。苦发气者也，咸泄气者也，玄参味苦咸而气微寒，故能于火气之郁伏者发而化之，散漫者泄而化之也。

四、功能

（甲）肃清气热　玄参所疗，皆本于气之化热。故为热所结之气，不限上下，不分虚实，皆可肃清。

（乙）除邪补虚　除邪不能全藉玄参，假玄参化气之并于邪者而已，补虚尤不能全藉玄参，假玄参助气之歉于正者而已。

五、特效

凡血液痰饮、六淫七情，已离于阴，未尽着于阳，趋于热遂与热俱化者，玄参能使化于热者仍转，趋于阳者仍归，邪势不能引诱正气为附从，正气即能抵御邪气之侵犯。

六、主治

腹中寒热积聚，女子产乳余疾。温升之气媾于上，则为肃降之资以归于肾。倘上媾而不为之化，新者不化，陈者遂不能复上，陈陈相因，积聚于中，是其气发于阴而乱于阳，出于血分而交互于气分，故在妇人产乳之后尤多有之。惟宣其飘洒轻扬之化，则降者自降，归者自归，是玄参之功，《本经》所谓"补肾气"者在此，《别录》所谓"定五藏"者亦在此矣。

七、总括

玄参咸苦复微寒，发泄清滋热不干，苦已向阳寒未化，除邪补肾正随安。

气发于阴乱在阳，腹中寒热积深藏，玄参清气功尤胜，补肾何因仔细详。

秦　艽

一、经文便读

秦艽苦平，寒热邪气，功能下水，小便通利，肢节痛疼，寒湿风痹，亦能下水，小便通利。

二、经旨

主寒热邪气，寒湿风痹，肢节痛，下水利小便。言秦艽能于寒热邪气中下水利小便，又能于寒湿风痹肢节痛中下水利小便也。

三、用法

凡有水可以化邪，此邪能从水化，有溺可以泄水，此水得随溺通者，可用秦艽。

四、比较

远志、秦艽，苗短根长，皆能摄阳就阴，凝阳于阴。惟远志能摄火于水而精自灵动着于神志；而秦艽则化邪于水而溺自流通隶于六淫。

五、特效

疗风无问新久，能除通身挛急通身挛急，风寒湿遍于身，既已与中联络，则不必俟其但肢节痛而复与秦艽也。

六、治症比较

（甲）小青龙及真武汤症　但属寒邪，虽有水气，只可使水从寒化，不得化寒为水。

（乙）白术附子、甘草附子及桂枝附子汤症　三气合而成痹，其骤者，虽有水气，亦只可令从温泄，不得化水而泄。

（丙）秦艽症　寒邪已与热搏，其势两不相下，兼有水停于中；痹已经久，但行于外而绝于中，均当使其合一，就而下之。

七、总括

秦艽下水利膀胱，性善凝阳复摄阳，肢节痛疼三气袭，风无新久悉堪尝。

白　芷

一、经文便读

白芷辛温，漏下赤白，血闭阴肿，头风寒热，止目泪而长肌肤，作面脂则能润泽。

二、物性

白芷苗短根长，本主摄阳入阴，以行阴中之化，惟其以味辛色白性芳洁，专象阳明燥金，故宜归之阳明，第阳明主肠胃为秽浊之所丛集，而性洁喜升清道，则其最相近而相隶属者莫如血海，故其用为入冲为之行其阳，因以去其秽浊芜累。

三、功能

善致阳明之气于冲脉，善调冲脉之血随阳明，故去阳明之浊翳，而致冲脉之清和。

四、主治

（甲）冲脉能鼓阳明之气于上以和阴，则自无风头侵目泪出之疴，阳明能运冲脉之血于外以和阳，则肌肤自长而润泽。

（乙）漏下赤白　此因阳明秽浊坠于冲，而冲遂为之逆。

（丙）血闭阴肿寒热　此因冲脉气盛，阳明不能胜之，白芷辛温，宣阳明之流，故治之。

五、总括

调冲去秽善行阳，鼓舞清升精气昌，冲血和阳肌自泽，交相受益信难量。

淫羊藿

一、经文便读

淫羊藿辛，禀寒水气，主阴痿与绝伤，益气力而强志，茎中痛除，小便能利。

二、经旨

主阴痿绝伤，茎中痛，小便不利。此由阳盛于下，阴阳不相济之所致，阳盛则吸水以自资，故小便不利，阳壅则溺道塞阻，故茎中痛。

三、物理

淫羊藿能于盛阳之月开白花，是致凉爽于阳中也。其一茎之所生，必三枝九叶，是导水联木以向金也。导水以接木则火聚，联木以生火则火安，致金以就火则为火劫而停者，皆应火金融液而下流。火聚则阴不痿，火安则茎中不痛，傍火之物下流则小便利。

四、比较

（甲）远志　强志倍力　阳为阴翳，去翳而阳光舒，阳舒则力宽裕而优厚，故曰倍。

（乙）淫羊藿　益气力而强志　阳盛格阴，阴入而阳光敛，阳敛则力宛展而不衰，故曰益。

五、总括

羊藿辛寒济盛阳，续伤起痿志能强，只缘阴入阳光敛，茎痛随忘便即长。

狗　脊

一、经文便读

狗脊苦平，颇利老人，主腰脊强而机关缓急，治周痹痛而寒湿膝疼。

二、经旨

主腰背强、关机缓急、周痹、寒湿膝痛。

周痹者，风寒湿之气内不在藏，外未发于皮，致真气不能周也。狗脊之所治，腰背强是其源，关机缓急、寒湿膝痛是其流。关机缓急，所谓左缓右急、左急右缓也。寒湿膝痛，所以别于湿热膝痛、风湿膝痛也。故机关缓急冠于周痹之前，而寒湿膝痛系于周痹之后，以明寒湿膝痛之非周痹，惟机关缓急乃为周痹，而腰脊强则狗脊之主症，为两病之所均有也。

三、气味功能

味苦气平，则性专于降，惟其苦中有甘，平而微温，乃为降中有升。降中有升，是以下不能至地，本专主降，是以上不能至天，而盘旋于中下之际，为活利之所凭藉，非补虚亦非泄邪，有邪者能活利，无邪者亦能活利。是以颇利老人句着于周痹膝痛两症之外，以见其不专治邪耳。

四、特效

能疗失溺不节_{其所治之失溺不节，必机关有伛强之萌。}

肾者，主藏五藏六腑之精而敷布于周身百节者也。故以启闭之机关可验屈伸之机关，以屈伸之机关可揣启闭之机关也。

五、用法

男子用狗脊，遇弱而无力即应投之；女子用此，虽至关节已重，可也_{宗筋主束骨而利机关，病涉宗筋，男女自应有别。}

脚弱俯仰不利，痿之似而缓急之根；关节重则痿之似而亦缓急之根，其源于湿一也。特宗筋纵者其病也疾，宗筋缩者其病也徐。

六、总括

狗脊苦平利老人，专除三气痹周身。脊腰强劲膝疼痛，此亦能医效更神。

真气难周痹是名，机关缓急证非轻，非升非降升兼降，狗脊盘旋补亦行。

茅　根

一、经文便读

茅根甘寒，补中益气，劳伤虚羸，瘀血血闭，兼除寒热，小便可利。

二、物理

于至阳之中得浓阴，于至阴之中得坚阳　此物生于燥土而偏多津，荣于春夏而偏色白，花茸茸然白而有光，偏开于夏初，叶枯后犹挺然殷赤，虽至得火即燎亦不萎，是其于至阳中得浓阴，至于阴中得坚阳也。且其于火土司令时不禀其燥热，独全其甘寒，是能于至阳中禀清和之阴，即以清和之阴转达其至阳之化者也。

三、功用

散热和阴，裕阴和阳，不以通利为能，不以止蓄为功。其能行能止者，皆阳从外而依阴，阴从中而起阳，流行坎止，得应自然之节耳。

四、主治

（甲）劳伤虚羸，补中益气火灼乎土而土不粘，土不粘即崩析之初阶　茅根于至阳中得浓阴，能济阴气于阳中，则阳自不偏刚而不能化气，故土遂受益以成发育之功。

（乙）瘀血、血闭寒热_{阳翳乎阴而阴不服，阴不服即战阳}
_{之著象} 茅根于至阴中得坚阳，能和阳气于阴分，则阴
自不蓄怒而与阳相争，故阴得和阳而解斗争之扰。

五、总括

散热和阴更裕阴，流行坎止沛如霖，劳伤瘀闭诸寒
热，主用茅根取义深。

瘀闭诸虚损，甘寒主白茅。刚柔分上下，津汁别根
梢。中外阴阳理，地天色味交。消炎尤利便，善药莫
轻抛。

前 胡

一、经文便读

前胡味苦，微寒无毒。疗痰满胸胁中痞，除邪气结
于心腹，止头风治伤寒寒热，下逆气而痰实亦去。推陈
致新，益精明目。

二、功能

推陈致新，能化阴而复不扰乎阳，解散相因积聚之
热，招徕新化和煦之阳，使拒外相侵陵之寒。

三、比较

（甲）柴胡　主治肠胃中之结气、饮食积聚　此阳为阴遏所致，其阻在下，有碍于升，柴胡能畅阳而仍不离乎阴，故阴亦得随阳而畅，阳畅则升。

（乙）前胡　主治心腹结气、痰满胸胁中痞　此阴不从阳所致，其阻在上，有碍于降，前胡能化阴而复不扰于阳，故阳亦得同阴以化，阴化则降。

四、主治

凡内外因相因为病，皆得主之。

（甲）痰满胸胁中痞、心腹结气　痰者阳为阴裹、阴从阳滞，至满于胸胁以为痞，结于心腹而阻气，在内无同心协力之气以拒邪，则在外自有阴寒肃厉之气相干犯，是内因者即招外邪之根柢，外邪者即托内因之枝节也。

（乙）主风头痛，去痰实下气，伤寒寒热，推陈致新　惟痰气在中，斯风得乘之而为头痛；惟宿热在内，斯寒得与相争而为寒热。去其在内之勾引，而在外者自无所容。

五、特效

前胡既能以仲春发育之气化阴寒为温煦，复能以初秋凉爽之气不使阳炽阴穷，故凡缘内乖所招外侮，既无根柢可凭，更于何处托迹。

六、总括

内外相因病可愁，前胡统治效随收。致新专赖推陈力，阴化阳从疾有瘳。

白鲜皮

一、经文便读

白鲜苦寒，咳逆淋流，头风黄疸，湿痹死肌，兼主女子阴中肿痛，且治不可屈伸之在四肢。

二、物理

此物于极升长之时，其津气反下行。凡草木之根，多于花实后津气反本，方自充实；独白鲜于花实后反虚耗。

三、特效

白鲜之膻气藏于根，能剔幽隐之邪。

凡草木之气，无论香臭腥臊，多发于枝叶花实，独白鲜藏膻气于根。

四、功能

能治气之因下蔽而致上泄者，又能疗病之因内不通而致外结窒者。

五、主治

（甲）头风黄疸、咳逆淋沥 头面多汗，咳吐痰涎，究竟所去者少，小便不通不爽，讵非所壅者多，此黄疸淋沥之所由成也。凡极于上者白鲜能使之下，斯上者解而下者亦解矣。

（乙）女子阴中肿痛、湿痹死肌、不可屈伸起止行步湿痹死肌，不可屈伸行步，源于阴中肿痛 内之结肿能缘隙而外溢，外之强直不能破结而内讧，白鲜专攻其内而外自解。

（丙）四肢不安、小儿惊痫、妇人产后余痛此由于风 臭之膻者本属风，既已藏于根柢，则可除上冒外迸之风。

（丁）时行腹中大热、饮水大呼欲走此症由于湿热 味之苦者本化燥，气之寒者本已热，既已托于体质，则可除内郁下蔽之湿热。

六、总括

上下兼调内外通，白鲜禀性不凡同。根藏膻气邪由剔，湿热风宜此物攻。

萆 薢

一、经文便读

萆薢味苦甘平，腰背痛者能利，且强骨节而治风寒湿痹，以及恶疮不瘳邪热之气。

二、功能

化阴导阳使阴气化而阳气升。阴化则清升，故止便数；导阳则浊降，故疗茎痛。又此物化阴而不致阴亏，导阳而不致阳亢。

三、物理

此物不花而实，故能化阴；其根多节，故能导阳。味苦禀火，气平禀金，金火相媾，其所趋向必在于阴。况节之义为阳出于阴，阳阻于阴而终能上出也。

四、特性

为足三阴之药肝为阴中少阳，经谓一阴为枢，乃化阴导阳之关键也。

足三阴即足三阳之化源，如阳虚则阴必实，能化阴而导阳以达，讵非补阳之助乎。若阴亦不足，遽难补阳，亦惟益其阴气，而借化阴者以导于阳耳。更如益血而不有此以化阴导阳，则骤补之血不将与亢阳扞格乎。

五、主治

（甲）腰背痛，骨节不强，阴痿失溺，老人五缓　此皆由阴不化而阳不伸所致。

（乙）风寒湿痹及恶疮不瘳之热气伤中恚怒，关节老血　此皆由阳不伸而阴不化所致。

六、总括

阴化阳伸两不颇，苦平萆薢节偏多。趋阴金火原相媾，偏侧皆平返太和。

萆薢三阴主治专，枢机开合本天然，导阳毕达阴咸化，降浊升清效不愆。

大　青

一、经文便读

大青大寒苦泄，盛阳时气头痛，火热口疮，初夏采茎，阴干者良。

二、物理功能

青叶发于紫茎，紫花结为青实。紫者火依于水之象，青则从内达外之色。故能使在内附于津液之热，倾里透达也。

其开花以八月，结实以九月，而采之以三月、四月，是取其锋涌外出之气，不发泄于草而发泄于人身也。

三、特效

凡热在内蒸腾外出，倘遇寒遏而热势益剧，至成斑疹或为喉痹者，非大青不治大青之实见霜便赤故治之。

四、主治

时气大热头痛，口疮口疮者热依脾胃也，此为发汗下后病仍不去，牵连表里之候。发汗下后表里俱虚，毒气未尽而薰于上，故喉口生疮。

五、总括

热附于津主大青，紫花青叶巧成形。口疮疹瘰咽喉痛，苦泄寒清效最灵。

恶实　即牛蒡子

一、经文便读

恶实辛平，主令目明，以其补中，善除风伤。根茎疗伤寒寒热汗出，并消渴热中逐水，中风而肿在面盘。

二、气味功能

味辛善通，气平擅降，故善降风伤明目。风伤即肝伤，肝伤即中无所疏泄而亦伤，中伤斯上注之气不精，而目之明减矣。恶实以木气盛时生苗起茎，以初交火令开花紫色，正似肝家升发之气挟血上注以为精明。

三、主治

（甲）恶实　主明目，补中除风伤因除风伤而补中，因补中而目明　水谷之精升发精微，端赖乎清浊攸分而不混。

（乙）根茎　主伤寒寒热汗出，中风面肿，消渴热中逐水。

伤寒寒热汗出，内风与外风相搏而不相下也；中风面肿，内风不受外风也；消渴热中逐水，内风外风相拒难解，遂化热而致水涨也。

四、总括

辛平通降善除风，牛蒡和肝目不蒙。水谷精微升且布，补中逐水力何雄。

水　萍

一、经文便读

水萍气寒，味具辛辣。下水气而胜酒气，除身痒而长须发，又主暴热与消渴，久服得轻身大法。

二、特性

性速胜酒。酒气悍以清，能后谷而入，先谷而出，且更胜之，速何如也。

三、物理功能

此物外贴水面，内含血络，乘于阳而发于阴，引水气而交于火，转不相续为联络，致两相拒为成和。故能于人身凡水不化于阳，而外不得泽肌腠，上不得润咽嗌，下不得通调膀胱，为暴热身痒水气消渴者，使阴际阳而化，火交水而和，上奉下通，外弥遍体，沦浃而无间也。

四、比较

（甲）酒　以气为用　热与水虽去而气亦伤，故凡酒后溺多汗多者口必渴。

（乙）水萍　以质为用　热与水去而阴液反裕，并能止消渴。盖萍之帖水而平，能使水气生动而不使水气消耗也。

五、总括

暴热身中痒莫当，水精敷布失其常，浮萍化水阳和运，消渴能医效更彰。

地　榆

一、经文便读

地榆气味，苦寒无毒。主妇人乳产痉痛，并七伤带下而痛注，止汗疗金疮，并能去恶肉。

二、物理

地榆之根，黑外赤内，水火不相入，而偏际三月风木之极盛时生，遇七月风木之受制时荣。正似气血之相违，乘间插入风邪以为病，乃转能化风气为生气，以开紫黑色花可验气已入血，血已随气矣。盖紫黑乃水火相间之色也。

三、经旨

（甲）主妇人乳痉痛　妇人乳病即生产非风不痉，痉不必皆痛。故产后痉不必尽可以地榆治，惟痉而且痛，乃地榆所专主也。

（乙）七伤带下病，止痛　七伤带下病，非风不痛，地榆不治别因之带下，并木治七伤带下病之不痛者，惟能为七伤带下病止痛耳。

四、功能

化风气为生气，致气血使调和。

五、主治

（甲）除恶肉　风乘虚入而恶肉。

（乙）止汗　风乘营卫之相遭而鼓荡为汗。

（丙）疗金疮　金疮被风而痛不可瘳。

六、总括

气血调和且化风，地榆理血妙无穷。七伤带下能除痛，乳病痉多治亦同。

泽　兰

一、经文便读

泽兰苦甘微温，乳妇气血两伤，内䘌中风馀疾，骨节中水金疮，大腹身面肢肿，痈肿疮脓堪当。

二、物理

此物紫茎素枝赤节，象徵水火相混于内，通气于外有血为之阻滞。

三、功能

钟生气于血阻气滞所成之水肿，使阻阂自阻阂，生发自生发，而水肿自能消解。

四、主治

能治气血并伤，火衰化水，火盛化脓诸症。

（甲）大腹水肿，身面四肢浮肿。

（乙）乳妇内衄中风馀疾。

（丙）金疮痈肿疮脓。

凡此皆由气伤而无以推行乎血则血滞，血伤而无以滑泽乎气则气阻，气血同病，不足翻成有余，既无从下，又不可补，惟象形之物致生气于其中为合拍。

五、总括

火盛化脓衰化水，并伤气血阻难通，芳香化浊兰宜主，生气常钟巧奏功。

气滞血凝成水肿，独钟生气泽兰香，微温甘苦中枢转，火土相生病若忘。

高良姜

一、经文便读

良姜大温，故暴冷霍乱腹痛甚宜，胃逆用之尤稳。花时采根，斯义当审。

二、物理

凡根采掇于花实后者，类取其收藏；采掇于花实前者，类取其发散；若采掇于临花发时，则一取其去病之速，一取其去骤来之病。此物以春末开花，采根于二三月，故能去暴冷胃逆霍乱等疾其子红豆蔻，性主向下，故其功能与根不甚相差。

三、功能

味辛气温而芳香，故能于阴中通阳，其用根者取其从土而外达也。

四、主治

（甲）暴冷　此与痼冷有别，痼冷于人身已有奠居之所，人身元气已有附从之者，而暴冷则破空而入，主客尚未相亲，格拒自不能免。

（乙）胃中冷逆、霍乱腹痛　此皆外冷暴入，胃不肯受，彼此相争而气逆作痛，良姜能去骤来之病，故治之。

五、总括

暴冷心疼或腹疼，良姜温散有殊能。客寒为病其来
骤，阴里行阳法可凭。

百部根

一、经文便读

百部之根，微温白黄，肺致脾气，敷布有常，咳嗽
上气，主之相当。

二、物理

根下作撮如芋子至十五六枚之多，咸黄白色，白为
肺之本色，黄乃脾色，大似肺致脾气于各部。

三、功能

能治久咳。能于肺朝百脉时，各令带引精气输于皮
毛，于是毛脉合精，行气于府，府精神明，留于四藏，
而气归于权衡，咳嗽自止。

四、总括

百部根多色白黄，肺敷脾气各归乡，诸般久咳皆能

已，百脉朝来布有常。

懷香子

一、经文便读

辛平无毒，厥有蘹香。诸瘘霍乱，亦治蛇伤。

二、物理

此物叶至茎杪转即下垂，其上出不蠹过茎端，下垂不重引茎屈，故主痰气不得上下之诸瘘，中宫气乱不交之霍乱。

三、气味功能

其味辛后有甘，其气平而芳香，大能开胃下气，味辛气平不刚燥，能伸固有之阳，能开障蔽之气。

四、主治

（甲）诸瘘霍乱诸瘘不能升降，霍乱过于升降　得蘹香之开胃下气，而诸气自条达，升降合度而病已。

（乙）脚气癫疝，肾劳阴疼其病在下　此皆因肾阳萎顿不伸，遂致下部阴气盘旋屈伏、比连壅肿。蘹香辛平而不刚不燥，伸阳开气，行于下而不冒于上，故并治之。

五、总括

霍乱诸瘘疝，蕠香主治良。辛芳堪化浊，开蔽且伸阳。

姜黄、郁金

一、经文便读

（甲）辛苦大寒无毒，姜黄气味之雄。主心腹结积痓忤，善下气破血除风，其力烈于郁金，言消痈肿之功。

（乙）郁金气味，辛苦而寒，主血积下气生肌，破恶血止血何难，血淋尿血必用，金疮得之即安。

二、物理

二物均以春尽方芽，届秋便殂，有花无实，花白而红，皆秉火金之气化而荣，遇土金之气化而归于土。

三、功能

均能浚血分之源，行血中之气。皆禀火金之气化而荣，遇土金之气化而归于土。一似心肺之媾于上而生血，遂顺流于中而禀脾之统辖。

四、特效

姜黄行血中之气，功力烈于郁金。姜黄之根，盘结而有节，不因有节阻生气之流行，转因有节而生气得钟，又花在叶前，透达精英甚猛，故较郁金行血中之气者为更速。

五、比较

（甲）姜黄　凡气结血中作痛，下气在上而不见血者用之。血之结且泽者，必与气违，故血积必下气。

（乙）郁金　凡气陷血中作痛，下气在下而见血者用之。血之陷者气因之遂涩，故血淋尿血必用。

六、总括

火金荣盛土金收，浚血源头令气流，辛苦大黄消热肿，除邪力比郁金优。

郁金气味辛寒苦，血积金疮主治宜，破逐生肌仍止血，血淋尿血并能医。

补骨脂

一、经文便读

骨脂味辛气温，主治五劳七伤，风虚冷骨髓伤败，肾藏冷精流汪洋，亦疗血气坠胎，舶上来者最良。

二、功能

其温和之气踞于水中，能转冷风为融风，使伤败者复完，冷流者复聚。

三、主治

五劳七伤风虚冷，骨髓伤败，肾冷精流及妇人血气坠胎风虚而水不涨，风冷而水遂涸。水盛于夏而减于冬者，以冬令闭藏严厉，则水凝为寒也。转瞬春融，不必霖雨而水自能盈，则寒释为水也。人当五劳七伤之馀，遭萧索飘零之局，骨髓肾精遂化而为肃杀严厉以应之，于是静而不动者为之伤败，动而不静者为之流散。补骨脂辛温之气踞于水中，能转冷风为融风，故治之。

四、物理

花紫为赤黑相兼、水火相入，实黑正是水色，而味辛气热即伏其中，则辛之通、热之行，恰如风自东南来，解冷泽物，转寒气为温气。

五、比较

天雄治阴寒精自出，巴戟天治大风邪气、阴痿不起，补骨脂治风虚冷骨髓伤败肾冷精流，皆能以其温气化阴厉为阳和。

六、总括

辛温阴厉化阳和，风冷精寒奏效多，一切劳伤堪并理，安胎有验欲云何妇人坠胎者，以血气虚冷伤败不能系胎元也。

缩砂蜜、益智子

一、经文便读

（甲）砂仁辛温，转味辛凉，下气主泄利腹痛，消导治宿食尤良，虚劳冷泻，取用亦当。

（乙）益智亦辛而温，则主虚漏遗精，安三焦疗小便余沥，补不足能益气安神。

二、功能

辛凉收缩，发中寓敛。缩砂主降，去其有形以归无形；益智主升，致其有形以禀无形。

三、主治

（甲）砂仁　主虚劳冷泻，宿食不消，赤白泄利，腹虚痛，下气　此为火土之气隔碍，不能下交于水，而水无防范遂恣性横流。砂仁皮黄赤而核微黑，味兼酸咸，是火土之效其用却固护乎水，辛通之循其职却归根于水。

（乙）益智　主遗精虚漏，小便余沥，益气安神，补不足，利三焦，调诸气　此为水气不敛，不能上交于火，而火萎馁不能自持。益智皮黑核白，味兼微苦，是水之卫于外，能致火之敛于内，苦降之循其职，能致水遂滋火而火明。

四、比较

（甲）诸豆蔻主通，为宣火之气于水，导气以行，其升降由于金木　此为分理阴阳。

（乙）西砂益智主摄，为摄水之气于火，导气使归，其往返必随水火　此为交通阴阳。

五、总括

火土暌违不下交，水无防范苦纷淆，砂仁护水仍归水，冷滞虚疼治并包。

益智辛温性善升，遗精虚漏治相应，水升火摄三焦利，通达阴阳气自腾。

莎草根　即香附

一、经文便读

味甘微寒且无毒，莎草之根效用奇，充皮毛除胸中热，久服益气长须眉。

二、物理

其生气独钟于根与叶之间，比之人身则胸中也。缕析之根，则萦洄藏府之脉络也；条秩之叶，则周浃一身之经脉也。

三、功能

能治郁而不达之气，下而不上之血。言其两到则有升降之殊，言其独诣则擅合辟之能。

四、主治

（甲）除胸中热，充皮毛　内行之气不条析萦洄，外行之气不条秩周浃，斯胸中为热。充气于皮毛而热已，是除胸热即以充皮毛，充皮毛正由除胸热。

（乙）久服利人，益气长须眉　气聚于内而不达，气馁于外而不继，则皮毛为悴。内气得达，则为益气；外气得继，则为长须眉。是益气即以长须眉，长须眉正由益气。

五、总括

专除胸热力无前，香附和营内外宣，根叶象徵经络脉，萦洄周浃悉天然。

藿 香

一、经文便读

藿香微温，火土正气，消毒专疗风水肿，去恶主霍乱痛急。

二、释名

霍之为言护也，太阳用事护养万物也。又霍者万物盛长，垂枝布叶，霍然而大香，中土之臭也。霍香者，乃得火之发舒畅茂，得土之敦厚化育者也。

二、主治

疗风水毒肿，去恶气，疗霍乱心痛。既能发舒畅茂，则恶毒阴厉者逢之辄消，既能敦厚化育，则恶毒阴厉者遇之辄化。

四、物理

此物乘春以生，遇夏即茂，届秋擢穗开花，体天地之正令；其体方有节，丛密虚中，具天地之严整。惟其气味不内存而外弛，故仅为宣导良剂，为风水去毒肿，为霍乱去恶气心痛而已。

五、特效

专疗恶毒之霍乱、风水。若厥逆无脉之霍乱，身重汗出恶风之风水，则非藿香所能治风水本系风病，若间有肿而难移之处，则当明其为毒；霍乱本系寒病，若兼心痛则当知为恶气，恶气与毒无风寒之引，原不能深入人身藏府，风寒无恶气与毒则仅能为风水、霍乱，而不得有肿及心痛。

六、总括

藿香火土妙生成，化毒消阴取义精。风水肿多霍乱痛，专消恶毒奏功宏。

鳢肠　即旱莲

一、经文便读

鳢肠甘酸平主血，针灸疮发洪血医。能令生速而繁，以其汁涂须眉。

二、形体

此物苗似旋覆花，叶似柳而光泽，茎似马齿苋，高一二尺许，花细而白，实若小莲房，其苗实有汁出，须臾变黑。俗谓之旱莲草。

三、物性功能

凡物极下者黑，极高者亦黑，是黑者阴阳之廓而不可逾越已。旱莲质本不黑，即其质亦何尝黑，乃出之俄倾，遽变为黑，此则方才逾越遂止不行之验也。故其所主之证，只长须眉一端，已可证其以黑护血为甚固，以血泽黑为甚速也。至若针灸疮痂其色必黑，至发而洪血，必黑者已破。是可见黑败而汁不固者，须以汁出而能变黑者止之。血属水而载火以行，黑非能止水，乃以拒火者也。以黑物止血，须识此义，而用旱莲则当以血中见黑为准。

四、总括

阴阳外廓黑为边，黑破来红主旱莲。水载火行因黑止，针疮血利奏功专。

护持营血黑多功，生长须眉力更充，一味鳢肠宜取汁，敷涂理血妙无穷。

上中品石三味草二十七味。

桑　耳

一、经文便读

桑耳味甘有毒，黑者主漏下赤白，血病癥瘕积聚，阴痛阴伤寒热，月水不调无子。黄者则止久泄，又能益气不饥。癖饮取乎金色。

二、比较

（甲）琥珀 利水消痰，其性下通 栝松之气下沦为茯苓，其脂下沦为琥珀。

（乙）桑耳 止漏除癥，其性上出 朽木之气上结为诸菌，其液上结为木耳。

三、主治

（甲）女子漏下赤白，血病癥瘕积聚 肺以朝诸脉，心以摄诸脉，朝之而不能布，政令归之而不能定约束，则冲失其容，任失其妊，遂不上朝不归经矣。于是不由政令之气，不遵约束之血，如厄无当而系系延延、不竭不爽，名曰漏下赤白汁，以见与整月乃行之经，稠粘不断之带，均有异也。治以桑耳者，取其肃降绸缪之气化以入肺而布政令，更取其挹液变色之形质以入心而定约束，则诸脉谐畅和调，不但渗漏者可已，即不渗漏之癥聚亦通，以女子带下癥聚并属任脉为病也。

（乙）阴痛阴伤寒热无子 此由气火挟血下注而不上承，致气血道争，阴阳交战。木耳性能上出入心肺而调诸脉，故治之。

四、物理

结为耳者，木之液也；致液为耳者，木之气也。

不结于别时，而独生于盛夏多雨时者，天地间生气，收藏发越，由微至著，无一息暂停，即使枯木朽株，偶胜精英，不致徒归泯没，乃复随气赋形，因色达用，其人于人身，有感斯通。

五、类别及功用

黑者主女子漏下赤白汁，血病癥瘕积聚，阴痛阴伤，寒热无子。黄熟陈白者止久泄，益气不饥。金色者治癖饮积聚，腹痛金疮。

六、总括

冲任有愆红白漏，肺心失主脉纵横。双通气液惟桑耳，朽木精英入有情。

肺心出入调诸脉，血病癥瘕积聚消。阴痛热寒伤并理，桑生木耳力何饶。

槟　榔

一、经文便读

槟榔辛温主消谷，能避痰热逐水宜，三虫伏尸可杀，寸白虫亦能医。

二、形体

草木有节，必因中空，中不空，必因有枝；不中空又无枝蘗而有节者，则惟槟榔。草木之叶丛生者必由地起，不由地起亦必有枝蘗；既非地起又无枝蘗而发木杪者，亦惟槟榔。是其叶间所生之果上行极而下者，非特行于内无或留阻，即行于外纵有留阻之迹，亦不碍其流转之气也。

三、比较

槟榔之通行节间无复留碍、而主消谷逐水，何竟与甘遂之有节中实、除留饮宿食、破癥瘕积聚、利水谷道者同其理？盖根是生发所攸紧，故主升；实为退藏所归著，故主降。甘遂草根，槟榔木实，甘遂既可因味苦气寒而下趋，槟榔又何不可因味辛气温而上出。况一株直上旁无岐互，至五七尺方得发叶，是其气之坌涌上出甚烈，但以归根复命，其升甚者降亦必甚，故其实为下行。特既沾水土，旋可上生，则降之后仍复能升，本不必以其味辛气温也。是故消谷者引谷下行，及抵土中使之消磨，还能令气上出；逐水者导水下行，俾及通调之道，还能令精微上奉，是其行中道之功。除痰癖者搜剔之、疏通之，不使隐处退僻，是其行旁侧之力。水谷通调，气机流畅，自无邪气敢干其间生虫作祟。若一于降而总为破泄有如甘遂，则人之比于果实，终日咀啮，何不见猝有大害耶？可以知其故矣。

四、总括

槟榔降泄力偏优，水谷通调气畅流，痰癖能除虫亦杀，中行四达气充周。

乌　药

一、经文便读

乌药辛温何所主，中恶心腹痛不通，蛊毒疰忤鬼气，宿食不消可攻，天行疫瘴肾膀冷，气冲背膂主治同，又疗妇人血气，小儿腹中诸虫。根叶止小便滑数，煎服能益气补中。

二、特效

消宿食、止小便滑数，两擅其长。其气味辛而温，非温而甘苦酸咸者比，故仅能使阴中有阳而不条畅者发，不能使阴无阳者生。

三、主治

（甲）中恶心腹痛，蛊毒疰忤鬼气，宿食不消，天行疫瘴，膀胱肾间冷气攻冲背膂　夫肾为阴藏而中有阳，膀胱寒水之府而号太阳，是其实皆体阴而用阳者。

乌药色黑，乃气味辛温，且开花结实均以夏月，不正体阴用阳者乎。惟此阴中之阳德协地下之暖，他日生发之气于是而化，盛长之气于是而始。中恶心腹痛，蛊毒疰忤鬼气，盛长之气所击散也；宿食不消，天行疫瘴，生发之气所化导也。夫然则膀胱肾间冷气，既攻冲背膂而亲乎上者，不犹乌药之从黑根而生树，却已转冷气为发育条达之气耶。

（乙）止小便滑数　此系水藏水府虚寒，客热乘之之故。乌药治此，是透发其固有之阳，以拒乎外来之热，化导而使之散耳。

四、总括

辛温色黑台乌药，畅发阴中阳不宣，冷气攻冲缘背膂，心疼宿食悉能痊。

膀肾虚寒客热乘，小溲滑数日加增，宣阳化热惟乌药，用叶遵经信可微本草明言用叶以止小便滑数，而后人所制缩泉丸却仍用根。

龙　眼

一、经文便读

龙眼甘平，一名益智。主五藏邪气，能厌食安志，除蛊去毒且强魂，久服轻身老不至。

二、物性功能

甘肥粘厚之物，决难治邪。藉云治邪，又岂堪安志。安志矣何以复厌食？夫厌读为压，抑也。谓压抑谷气，使淫气输精入于经脉也。诸脉者皆属于心，心有所忆谓之意，意之所存谓之志，脉气谐畅，经隧流通，所忆既端，所存胡妄。五藏间遂气摄于液，志凝于精，如金城汤池之不可攻，尚何邪气更敢干哉。所以然者，龙眼壳色青黄，固象以木疏土；肉本洁白转而红紫，又象金火交媾化汁为赤；味甘且厚，恰大展力于中。五藏之邪不能干与志之安，总赖中之宣布，则厌食为是物之功能主脑矣。

三、总括

厌食输精志可安，奉生龙眼最宜餐。视为药物全非是，甘腻何堪令补残曰厌食，则明明取为食之助以奉生，非可持以攻坚补缺者也。

虎　骨

一、经文便读

虎骨主除邪恶气，杀鬼疰毒止惊悸。又主恶疮鼠瘘，头骨功效可必。膏主狗啮疮，爪辟恶魅的。肉主呕恶，且益气力。

二、特效

治风而不治湿_{治筋骨毒风，挛急屈伸不得，走注疼}　湿系迟滞之气，能阻于一处为痛，不能走注而痛也。验之更有一法，风以动生，湿由动去，凡挛急之候，摇动而痛甚者为风，痛缓者为湿。

三、总括

挛疼走注病由风，兼湿迟迟痛不同。虎骨治风非治湿，动扬痛甚主多功。

蚱　蝉

一、经文便读

蚱蝉甘寒咸无毒，主小儿惊痫夜啼，癫病寒热惊悸，妇人乳难亦医，疗胞衣不出，能坠胎何疑。

二、物理功能

蝉蜕乃蛴螬化蝉时所蜕壳也。气禀清化，味咸甘寒。夫清化于人为阴中之阳，所以发聪明应万珠者也。假使因风因痰而生热，因热因恐而致惊，因惊因热而为痫为癫，则固恃以动静云为者，且为之闭郁而不得自主。以此神具理足之物，导其嘘吸之机，浚其骞扬之路，而授以炼蜕之方，阴中之清阳既达，里缠之秽浊自消。小儿夜啼寒热，皆清气之欲伸而不得伸，浊气之欲闭而不得闭，有阴阳相争，清浊相干之道焉。特小儿欲窦未启，思虑贞淳，浊气干之而不能入，大人则情绪纷纶，神志庞杂，浊气干之而竟能入，故有烦扰与不慧之分。惟小儿坚固于神，蠕弱于气，大人芜累于神，昌沛于气，故夜啼者神之作用，寒热者气之作用。更当知啼以夜者，寒热必于昼。以夜则浊之淤愈甚，而昼则气之昌有加也。即此以推其用，盖有不止此者扩而充之可也。

三、总括

清化还原浊质消，蚱蝉开郁理超超，小儿夜哭惊痫已，寒热成人癫亦调。

昼间寒热夜惊啼，神浊气昌两不齐。清欲伸兮浊欲闭，蚱蝉开化法当稽。

卫矛　一名鬼箭

一、经文便读

卫矛味苦寒无毒，主女子崩中下血，腹满汗出亦治，除邪能杀鬼贼，蛊疰中恶腹痛，皮肤风肿能消，且去白虫，故名卫矛。

二、主治

女子崩中下血腹满汗出。下血汗出而不腹满，是产后郁冒虚证；汗出腹满而不下血，是伤寒阳明实证；腹满下血而汗不出，是癥瘕瘀血在中；惟其崩中下血腹满汗出并见，所以虚不成虚，实不成实，为邪因虚而难越，虚因邪而益剧矣。然此邪得以卫矛而除，顾名思义，则当得于已虚未虚之际。夫捍卫不疏，邪不得入；不自警觉，不护以戈矛，惟其虚方伊始，失于防范，是以惧实邪之踵增御侮耳。

三、特效

专治心痛。卫矛之外向者乃其皮，茎之在中则犹圆也。然苟尽其皮之围以廓于外，仍其茎之度而悬于中，则外内不相接，气力不相连，不得云卫，且无所为矛矣。惟其皮折叠于外，而其茎著贴于中，斯呼吸相续，还往相资。在人身犹气不因血之漏而汗出不休，血不因气之越而崩下不止，遂有以使其在中之满消而邪得除。试以贯之鬼毒蛊疰，何莫非正有间而邪得入，邪既入而正遂虚，即更合于《别录》所主之中恶腹痛白虫及皮肤风毒肿，《千金》《外台》每以此治心痛，皆可以知其所由矣。

四、总括

汗流下血满崩中，虚不成虚实不充，主用卫矛营卫洽，茎皮相合理全同。

邪入只因先有间，正虚邪入两相因，卫矛护外中能守，气血相依正自伸。

鹿茸　附　鹿角

一、经文便读

鹿茸甘温，漏下恶血，益气强志，惊痫寒热，生齿不老，大补肾脉。

二、物理

鹿角之自下上上，歧中出歧，两两相参，灿然并列，绝似足三阴经。又其角中有血，可见其能引血至上，又似足三阴脾肝肾之引精血以上奉。

三、气味功能

（甲）鹿茸　甘酸性温，益气能使留行陷举　惟其性温，是以能致气行，惟其气行，是以能动流血。

（乙）鹿角　味咸无毒　凡兽血皆不能至角，惟鹿则角中有血，故能引血至上。

四、特效

能治虚劳洒洒如疟。此洒洒如疟不得徒以寒热视之，当知其精血不充，阴阳相贼害，宜鹿茸以建其作强之机，益其雄壮之势。

五、主治

（甲）鹿茸

（一）漏下恶血，寒热惊痫，益气强志　鹿角本能引血至上，况茸乃当旧角才解，积血坌涌，将欲作角之时，逞其泄引之力正厚，取其推送之势方张，而下溜者转而上供，馁怯者易而雄骏，斯不特漏下恶血可止，即惊痫寒中且能为益其气强其志矣。

（二）生齿　齿角均为骨之余，则茸之能生角者，自能转而生齿。

（乙）鹿角。

（一）恶疮痈肿，邪恶气留血在阴中　鹿角引血上行，故凡血中挟热者可以他物别除其热，仍常用鹿角以引其中未败之血，隶于原统之经而上萦，以免诛伐无过之咎。

（二）折伤瘀血，血脉不续而腰脊痛，血脉留阻而少腹急痛　以鹿角通其血流行之路，则诸症自已。

六、总括

甘酸其味性温升，举陷能教气血腾。漏下发痫寒热瘀，鹿茸统治效无朋。

味咸入血助流行，鹿角升阴奏效宏。痈肿恶疮腰腹痛，续伤行滞患随平。

羚羊角

一、经文便读

羚角咸寒，明目益气，起阴气而去恶血，止注下蛊毒可辟，兼辟恶鬼不祥，常不梦寤魇寐。

二、物理

羚羊角中胎似木，其象疏以直，外廓似革，其象劲而曲。是直载曲以行，曲包直至竟。色白味咸气寒，出于火畜之巅，斯为温暖间发金水清寒之化，上出而济木火之穷矣。

二、主治

（甲）目不明，心气不安，常魇寐，邪气惊梦，狂越僻谬 此因木火之穷所致。

（乙）明目益气起阴 火出于上，必得阴济，然后能明。起阴于至下，以交阳于极上，谓之益气，亦何愧哉。

（丙）去恶血注下　金水清寒之气，醒其阳中之阴，使随木气而上出。

（丁）止食噎不通　金水清寒之气，以济阳位之阳，使化津液而下润。

（戊）伤寒时气，温风注毒　伤寒时气，阴化阳之病也；温风注毒，阳灼阴之病也。阴化阳而热仅在肌肤，则起其阴使与阳浃；阳灼阴而热伏在骨间，则导其气使出于表。

四、总括

金水清寒济木穷，羚羊益气信多功。时邪温毒诸邪热，梦魇惊狂治可通。

犀　角

一、经文便读

犀角苦酸，咸寒无毒，主蛊邪鬼瘴气，解钩吻鸩羽蛇毒，除邪则不迷惑魇寐，轻身则端在于久服。

二、物理

犀之于草不辨良毒，于木专唼棘刺，抑皆能化之，其解毒亦可见矣。而其灵异，若夜有光、若分水、若辟尘、若蠲忿、若惊飞禽走兽、若骇鸡，则又何蛊疰能中，邪鬼能侵，瘴气能染，而尚迷惑魇寐之有哉。

三、经旨

治热即是治血。《本经》《别录》虽未言犀角治血，而其所谓毒则已该气血于其间矣。夫犀角苦寒，所治者热，热至可称为毒，其奔冲攻突于人身，又有何择，但去其热毒则病之根本已铲，又安问其吐衄与利耶。

四、功能

其体阳，其致用亦在阳，惟成功则在以阴消阳。

（甲）致用在阳　在犀角之解毒除热，非令热与毒如水之涸、如火之息也，乃于毒使毒散、于热使热透耳。

（乙）以阴消阳　凡可以犀角治者，其毒与热必着阴。苟非透达，所着不散；设使浪散，其阴必耗。惟犀角则能既散所着，复不耗阴耳。

五、比较

（甲）升麻可代犀角　升麻之用，在金贯水中，水从木升，以发越金气，而归功于畅水。犀角黑质黄花，为土贯水中，其白星在中，能彻其端，并堪通气，是为水从金达，其土金之气皆由此发越，而归功于畅水。

（乙）犀角为倒大黄　大黄仅能除自中及下之火，其用在荡涤；犀角能使火之自下及上并透泄无余，其用在分解。且有使与水相浃之义焉。

六、总括

犀角功如倒大黄，热邪上透散无方。全阴去着阳为用，阴济阳和毒不伤。

乌贼鱼骨

一、经文便读

乌贼鱼骨，微温味咸。女子血闭可主，漏下赤白能安。癥瘕为害无子，阴蚀肿痛热寒。惊气入腹环脐痛，疮多脓汁久不干。阴中寒肿，服此多验。令人有子，功胜金丹。其肉酸平主益气，强志何因仔细看。

二、特征

乌贼鱼生海中，其骨轻虚而白，有两须如带甚长，遇风波即以须下碇粘石如缆。九月寒乌入水则化此，遇小满则形缩小。

三、物理功能

海舟遇风势虞飘覆则下碇，乌以不胜风力而下碇为鱼。虽既为鱼，岂忘风猛，且思休息，若水不下碇，终无休息之期。小满以后，风力自微，而此物防范勇敢之气犹风也，血犹水也。血由气而化，以气而行，气由血而泽，以血而安。若血有所脱，则气遂独胜，而激扬飘骤，不能氤氲相感而相化，于怒则促血妄出成漏卮，弛则任血结聚而为癥瘕。得此轻虚洁白骨之似气者，既能从空际下碇于水而为鱼，转危殆而安居，复能水中下碇于石，更使安居牢固焉，可会意乎摄气入血，气即所以固血，气顺而血不能不顺矣。观其肉能益气强志可不为摄阳入阴之证耶。

四、总括

轻虚洁白骨如气，摄气调营血自安。乌贼避风碇石下，破癥止漏理同观。

白僵蚕

一、经文便读

白僵蚕味咸辛平，主小儿夜啼而惊。杀三虫且灭黑黚，治男子阴疡如神。疗妇子崩中赤白，产后余痛能清。令人面色好，灭诸疮瘢痕。

二、物性

蚕当其为卵，不厌霜雪，及至成蚕，并忌西风。此其在阳固濡动灵活，在阴则坚贞不摇之一验也。其自有生以至成茧仅二十二日之暂，乃眠起三次，起则饕食无度，眠则噤口停茹。此其动必返静，以静摄动之一验也。一眠只六七日，始生色黑，继而白，白而青，青而复白，白而黄，黄而更白，黄则停饲，白则慢食，青则紧喂，是白为青黄关键，此其能事始终之一验也。至其所以致僵之故，或因热而骤令风凉，或因不除沙而沙中生热，或因小时阴气蒸损，究竟直而不挠，白而不涅，此其纵自损躯不遭污染之一验也。

三、功能

蚕之为物，其娇稚难养，动辄罹患，非特畏寒暖之侵迫，更剧畏声色之非常，与小儿之易热易惊何异。受热受惊而骚扰，则以受热受惊至死而不骚扰者应之，可知其无与于口噤反张、手足强直之惊痫矣。能减黑䵟，即不遭污染也。令好颜色，即屡变而终归于白也。惟男子阴疡、妇子崩中赤白、产后余痛，则应更体会乎已上诸病，皆阴在上不随阳化，故致阳跌荡而阴凝滞，用之是使阴随阳化也。若阴在下而阳不与化，则阴焉能不或如泥淖之难释，或如漏卮之无当。但究是物之所食，叶间岂得无津，虽则食而不饮者，固应便而不溺，此则纵使食中含饮，然其津液终留于中，供他日密缕联绵之化，而无所谓溏焉。是亦可知其漏之所以止，淖之所以释矣。又岂阳盛而驱阴，阴穷而自败者可并耶。夫三眠之蚕，化已不一，然其成茧之后，复有变蛾退连等化，则其性气又异。惟其自此而化止者，则莫如僵而不腐、白而不污者为恰如其当。此所以有取于白僵蚕也欤。

四、总括

三眠三起白僵蚕，变化多端理可参。止漏定惊兼已痛，阴随阳化个中探。

僵而不腐白难污，阴化随阳禀性殊。受热受惊儿夜哭，崩中赤白漏同须。

木　瓜

一、经文便读

木瓜气味酸温，主治湿痹邪气，霍乱大吐下而止，转筋不止用之的。

二、物理

此物发叶开花于春，成实于夏，其气且温，似全秉木火之化者，无如其味酸甘，其质津润，其皮始青而终黄，其肉先白而后赤，是其用又全在血液矣。

三、功能

假木火之盛焰，行血液之柔滋，柔滋生于木火，则非阴腻可比，威焰宣于血液，又非固益能侔　用阳摄阴，使阴不得澌尽；以阴和阳，令阳迫逐流亡。

四、主治

湿痹邪气。夫阳以阴痹而穷，阴以阳穷而痹，合之则似阴阳相胶，分之又似阴阳相轧。木瓜能摄其阴以从阳，宣其阳以布阴，斯邪化而湿痹开、邪气退矣。

五、特效

专治霍乱转筋。霍乱大吐下则中气溃败，血液暴亡，筋失所养而绞旋以收引焉。若仅见于手足者，犹系血液不能远及四末。如在四末不急施治，则由外及中，病遂危殆，故转筋入腹则死。惟木瓜能收合血液之馀，宣布筋骸之养，其效如神。

六、比较

酸者，阳在阴中蠕蠕以动之义也。惟酸能集津液，而梅与木瓜为尤甚。

（甲）乌梅主死肌　其气平静而降，静则养神，故主安心下气，除热烦满。又以其得春气多夏气少，故摄阴以荣阳，主自内而外出，能治血脉不咸之死肌_{神者，}

行于血脉者也。

（乙）木瓜主湿痹　其气温柔而行，柔则养筋，故主霍乱大吐下，转筋不止。又以其得春气少夏气多，故用阳以宣阴，主由中而旁推，能治骨节之湿痹_{筋者，络于骨节者也}。

七、总括

酸温木火著缘由，集液舒筋岂在收，以布为宣宣即摄，为开湿痹允堪投。

酸温气味性柔和，霍乱转筋特效多。湿痹能开津液布，阴阳宣摄两包罗。

柿

一、经文便读

柿之气味，无毒甘寒。鼻耳之气可通，肠不足能安。火柿疗金疮火疮，主杀毒而生肉止痛。软柿压胃间之热，解酒热毒而止口干。

二、物理

柿生色青而味涩，熟色红而味甘。色青味涩，象金木之相戛击；色红味甘，象火土之象煎灼。金本制木，木无所畏，乃金为热壅而令不行；火原生土，土不受生，系湿郁成热，遂反畏火。木能与金戛击，则病必在金；火乃与土煎灼，则病必在土。

三、功能

善化相轧为相生。柿色青宜发而味涩反收，色红宜急而味甘反缓，是谓色与味相轧。相轧则其物应消败，乃生生之理偏寓于相轧之中，斯病之因于通塞行止者，皆能使即相轧而化为相生。清肺热而鼻塞通，压胃热而口干止，是谓化相轧为相生。

四、主治

（甲）通鼻耳气，主肠澼不足^{肺与大肠之病} 有肺热形症自应喘促，乃偏不喘促而塞于耳鼻；大府不通自应腹满，乃偏不腹满而为肠澼，此之谓因通反塞、因塞反通。

（乙）主解酒热毒，止口干，压胃间热^{此乃脾与胃之病} 酒气流行最速，乃偏聚热成毒而为口干；后谷而入，先谷而溺，出则其气应下行，乃偏自胃而上壅，此之谓应行不行、不应行而行。

五、比较

（甲）软柿^{树上自熟者为软柿} 主解酒热毒，止口干，压胃间热。

（乙）火柿_{以火烘熟者火柿}　疗金疮火疮，生肉止痛。其治仍在肺胃，以金疮火疮必系皮毛肌肉间病也。

（丙）柿蒂　不治但寒但热之哕，专主寒热相击之哕　柿蒂当初夏即生，既于盛暑时能吸酷热之气入柿以化为寒，又于三秋能吸清肃之气入柿以变赤。是其交通阴阳、旋转寒热之功为何如。故主寒热相击之哕。

六、总括

土金受病柿能医，通塞行藏各有宜。相轧相生难拟议，天工巧夺赞轩岐。

枇杷叶

一、经文便读

枇杷叶味苦平无毒，主卒哕不止，其下气尤速。

二、物理

冬气闭藏，夏气蕃秀，草木花实，多应其时。惟枇杷于盛冬作花，仲夏缀实，是阳藏于阴之候而反阳出于阴，阳出于阴之候而反阳凝于阴也。

三、功能

调和阴阳。阴盛时能使阳舒，阴微时能使阳蓄。

四、主治

卒哕不止，下气　其止哕乃畅阳以从阴，其下气乃和阳以就阴，以其反乎阴阳之常，故能治阴阳不和之病。

五、比较

花主头风，鼻流清涕。实止渴下气，利肺气，止吐逆。叶则下气，止哕；不能如花之入极上，实之能润燥也。

六、总括

阴盛舒阳微蓄阳，枇杷禀性似非常。畅常止哕阴随顺，下气何因仔细详能和阳以就阴，故主下气。

稽　豆

一、经文便读

稽豆味甘温，淋酒去贼风，妇人产后冷血，风痹亦治效同。

二、比较

稽豆除颗粒紧小外，其皮黑肉黄正与黑大豆同。故春致阴气于土，贯土气于阴，本原不异。惟大豆之箕鞭而为梗，穭豆之苗柔而成蔓。大豆田中有草则不蕃，穭豆则偏不特生，惟喜攀附他草。故一则沈著，一则轻扬。沉著者行水道，轻扬行血脉，理固然矣。

三、主治

穭豆性温，故主血络不动而招侮，所谓贼风风痹、产后冷血皆是也大豆性平，治水道因热而受伤，所谓胃中热痹、伤中淋露、痈肿水气皆是也。

四、总括

甘温气味性轻扬，穭豆除风奏效长。产后血寒风痹冷，炒投酒内服之良。

秫　米

一、经文便读

秫米味甘微寒，主治疮在大肠，止寒热利，又治漆疮。

二、形体

秫即粟之糯者。粟，粱属，颗粒较小于粱。粱穗大而毛长粒粗，粟穗小而毛短粒细。苗俱似茅，种植之时、燥湿之宜、把劳之法，一同于谷。收刈欲晚，以其性不零落，早刈则损实也。

三、特效

秫米入阴，其速非他物能及。

四、功能

凡糯皆温，而秫则微寒。协乎糯之粘，而齐乎粳之凉；同于粳之畅，而异于糯之壅。粳者入于阴而行于阳，糯则行于阳而滞夫阴。试思饭与酒之于人可知矣。而秫者作饭则同粳，酿酒亦同糯，是其从畅而不从壅，和阳而更益阴，亦又何疑。即其种莳不异粳糯，而收获偏迟，且不零落，尤可见其坚帖矣。夫阴而待阳之至矣。寒热者，阴阳相争也。大肠不利者，阴阳相拒也。观《千金》治疟三方及食鸭肉成病方，则其所谓止寒热，利大肠者可知矣。

五、总括

秫米甘寒利大肠，益阴通畅更和阳。同粳作饭粘同糯，特效还能治漆疮。

蘖 米

一、经文便读

蘖米味甘苦无毒，除热下气主寒中。麦芽除烦止霍乱，温中开胃下气同。消痰能破癥结，催生落胎有功。

二、经旨

蘖者生不以时，人力可为，是从止而动，由终而始也。经云：五谷为食，各有所入。则蘖米者，亦当各从其类。如麦实有荸甲为肝谷，黍穄善舒散为心谷，稷长五谷为脾谷，稻粒如秋霜为肺谷，菽实荸甲坚为肾谷。五谷为五藏养，则五蘖为形气充矣。

三、功能

谷蘖功能在承中黄生气以出以入，非独快脾健胃、消食化积而已　五谷本具水火土金木五行、升出中降入五气，故宣五谷味、开发上焦与上焦开发、宣五谷味，事同而理异。木火金水当建土为本，土者行之长也。升出降入当标中为枢，中者气之机也。其所以为本为枢，主宰阳出阴入者，人身中黄之生气也。中黄之生气出，则谷味宣，宣则开发上焦，熏肤充身泽毛，若雾露之溉；中黄之生气入，则谷味成，成则淫气于五藏而五藏安，散精于五形而五形驻。斯腑精神明，留于四藏，气

411

归权衡，权衡以平，气口成寸矣。然中黄生气固为正气之主，亦须行气均平，始得承生气之出以出、生气之入以入，以互为关键。设正气稍有废弛，则亦为之少息。是必察何藏之有歉，何行之失和，而以专司之谷蘖养之充之，即以成其所自始，亦即以成其所自终也。

四、总括

五藏调和五谷充，蘖多生气理中宫，快脾健胃还消积，行气言五行之气也均平百脉通。

扁　豆

一、经文便读

扁豆和中下气，以其微温味甘。霍乱吐下不止，若用其叶何难。

二、功能

和中下气。其体肥重归脾，而色白法金，则性主向下；结子多则归肾。益脾气而性向下及肾，谓之和中下气，犹不恰当耶。

三、物理

枝叶阴森而结实温。豆者枝叶之种也，惟其温，是以引蔓大，惟其引蔓大能蔽日光，故为阴森。此其入于人身，非特益脾气，且纳气使归肾，并可见其能由肾而布阴气于弥际矣。

四、特效

叶主霍乱吐下不止_{其叶遇日愈烈愈蠹立而不挠}。

霍乱云吐下不止，见其外已现表而里仍吐下，应止犹不止也。用其叶者，盖使阴邪之在内为吐下者，尽蔓延敷布于外，并里症为表症，且不畏酷烈之日也。

五、禁忌

仲景云：扁豆寒热者不可食_{久避暑豆棚下能作疟}。

六、总括

扁豆和中兼下气，益脾归肾布阴精，蔽光抗日阴森叶，吐下能调霍乱平。

绿　豆

一、经文便读

绿豆甘寒，皮寒肉平。丹毒烦热，风疹能已，药石发动，热气可清。绞汁服之，研用宜生。消肿下气宜煮服，压热解毒功力宏。用之勿去皮，去皮壅不行。

二、气味功能

皮寒肉平，生研绞汁服，不若煮食之下行生者外出，热者下行。其平足以耐烦燠，其寒足以靖浮焰，味甘又属谷食，故凡病发下中而上达外出者，可恃以开释而化导之。

三、主治

（甲）生研绞汁服，主丹毒烦热，风疹，药石发动，热气奔豚此为顺其飚发以缓之　绿豆皮寒肉平，其寒本自向外；生研绞汁，其气最全，且停顿于中。彼丹毒等症，固系向上向外之火，得此汁狙伺于外达之地，随其热而化之导之，济剽疾以柔和，缓劲突之冲逆，似取义在肉之平，不知实赖皮之寒配外出之火也。

（乙）煮食消肿下气，压热解毒此为去其相拒而自下　煮食则其性寒性平者既已相和而互相入矣，与热随水结而成肿、气为热激而上出者正同，藉其素不相入之寒与平已得相化而和洽者，就其结与激处以解释之，而肿消气下、热压毒解矣。

四、禁忌

倚物之实火，无根之虚阳，均忌用之。

五、总括

绿豆皮寒肉却平，下行熟食宜生，热烦丹毒奔豚肿，化导开通病自轻。

韭

一、经文便读

韭辛微酸温无毒，归心安五藏尤良，且除胃中热利，病人久食无伤。子主遗精与溺白，根主养发奏效长。

二、特性功能

韭，久也。一种永生，故可久食。惟极辛臭，虽煮食之，便出犹薰。食其质亦不化。故《千金》治误吞钗方：暴韭令萎，蒸熟勿切，食一束即出，是其能缠裹钗以出耳。种韭者治畦欲极深，为其根性上跳也。治畦毕以升盏合地为度，布子于围内，以使韭内生不向外长，围种令科成也。夫惟上跳，是以根养发，而茎叶除胃中热利为病于人；惟其内生，是以茎叶归心而安五藏，子止梦泄精溺白。

三、主治

主梦泄精溺白。肾为藏，膀胱肾之府，其为表里而俱主水，府气不能温藏膀胱气寒胞滑，则小便利多，故小便白而多。《金匮》云：夫失精家，少腹弦急，阴头寒，目眩发落，脉极虚芤迟。是知阴阳本宜相称，若阳不足，阴遂无所卫而不固，亦无精溺之分矣。经云："阴者藏精而起亟也，阳者卫外而为固也。"夫起亟起阳也，为固固阴也，是阴阳有交相济之道焉，是故阳之固在乎聚而不在乎盛，阳之聚在乎不散而不在乎坚牢。观夫韭之布子四围而科生于中，足以见其阳之聚；其翦之则不期而复故，不翦亦不能格外加长，足以见其不助阳之盛；根久盘结则不茂，足以见其不使阳坚牢；任自熬煮，可萎缩而不可糜烂，足以见其藏精不泄。则起亟为固功用，尚不可知其故乎。

四、特效

能治胃胱瘀血。韭能归心而安五藏，故治之。盖吾人食韭，其质在府，其气归心经。所谓食气入胃，浊气归心，淫精于脉，脉气流经，经气归于肺，肺朝百脉，输于皮毛，毛脉合精，行气于府，府精神明，留于四藏也。

五、总括

韭殊辛臭质难化，一种长生禀性奇。久食何因除热利，阴阳交际妙如斯。

阴主藏精而起亟，固阴卫外赖生阳。泄精溺白阴无卫，韭子扶阳效异常。

固阳不在盛坚牢，围聚潜藏腻似膏，韭善起阳阴亦固，当机取义一何高。

假苏 即荆芥

一、经文便读

假苏辛温，鼠瘘瘰疬，寒热生疮，破结聚气，又下瘀血，且除湿痹。

二、气味功能

味辛而转凉，气温而不甚。芳香疏达，可使从阳化阴，而气中结聚得破；从血驱风，而血中壅瘀得行。

三、物理

此物以春令布子生苗，历夏及秋方开花结子。故全乎辛之味者，以成其温升之气。然尝之先辛后苦，俱带凉味，是又升中复兼降矣。

四、特效

善治风藏之血、血藏之风。本夫气之温，成乎味之辛者，合春和之升举，是为能达阴气，俾阳得乘阴以出也，而血藏之风遂不病。出乎余味之苦，更成乎转味之凉者，合秋爽之肃降，是为能和阳气，俾阴得先阳以畅也，而风藏之血亦不病。

五、主治

寒热鼠瘘瘰疬其本在藏，其末在颈腋之间，其因为风邪毒气客于肌肉。

夫颈腋属少阳。少阳者阴未尽化，阳气尚稚，已出乎阳，未离乎阴也。未离乎阴，故风入则搏血；已出乎阳，故血结则留湿；阳气尚稚，故气易结聚；阴未尽化，故血易壅瘀。荆芥能从阳化阴，从血驱风，故治之。

六、用法

或佐升散，或佐清降。荆芥之气味，全似乎挹天气以接引地气。能升而达在地之郁阴，即能降而化在天之亢阳。故虽不专于温升，然佐升散得宜，不特外因风寒而阳郁、即内之七情致血分有滞以涸阳者，皆得仗此纾阴以达之。虽亦不专于凉降，然佐清降得宜，不特内因肝热而阳僭、即外之六淫致血分有热以迫阳者，皆得仗此裕阴以和之。

七、特点

此品不可与他风剂例视 风藏不离乎血，原相因以为病，惟荆芥则能相因以为功。

八、总括

荆芥温升凉又降，疏风理血奏功奇。阳和阴化中枢运，活用全凭佐使宜。

已出乎阳未脱阴，血凝气聚病何深，热寒瘰疬求荆芥，理血疏风好味寻。

香 薷

一、经文便读

香薷微温，辛散水肿，霍乱吐下，腹痛湿壅。

二、功能

于水之浮于外而不行者，则能为之汗；阻于下而不行者，则能为之利。

三、物理

此物以四月感相火而生，历届湿土燥金以畅茂条达，至寒水得令乃告成功。一似乎输脾归肺，导入膀胱之旨，故治水有殊功。

四、经旨

于霍乱症下，下"腹痛"两字，即是利水之端；于水肿症上，冠一"散"字，即是发汗之旨。

五、主治

主霍乱腹痛吐下由于水之溃决，散水肿由于水之停涨。水道不通，汪洋无制，若啮土而颓，则为霍乱；若充廓而停，则为水肿。香薷发汗利水两擅其长，故并治之。

六、比较

麻黄治水，为行金水中化；香薷则为行火土中化。

七、特效

善入三焦以利水道　三焦属少阳，少阳为相火，故其决啮为病，停蓄成灾，厥由有二：一者阴霾，一者暖涨。阴霾者火衰不能激水，暖涨者火盛反致水溢。香薷入三焦，行火土中化，故治暖涨。盖三焦运化既通，停蓄且不能，又何从决啮耶。

八、总括

输脾归肺入膀胱，汗利香薷两擅长。治水多功消暖涨，三焦通利病随忘。

薄荷

一、经文便读

薄荷味辛苦温，主治贼风伤寒，恶气心腹胀满，霍乱宿食不安，煮汁下气，生食亦堪。

二、物理

此物产于南，不产于北，茎方赤色，叶相对生，中春而发，秋尽乃萎，原具夏气之全，足发冱寒之覆。是以于滞气之外有所连、客感之内有所据者，均能使拔茅连茹，不劳再举。但验其根不畏寒，苗不畏暑，则可以得其消息之所在矣。

三、特效

贼风伤寒非此不治。贼风伤寒者，谓夏令伤北风之寒也。其乘虚也甚，其入人也深。非麻、桂、葛根、青龙调解营卫者所能治，惟薄荷之开表透里、宣达内外者能已之。

四、功能

（甲）凡恶气宿食，既已内扰、仍复托根于表者，薄荷能内解其结，外劚其根。以其能宽中理气、消导顺降也。

（乙）凡贼风伤寒虽从外入，内已成窟者，薄荷能外剿其从，内覆其穴。以其辛温芳烈，开散风寒，又能和中调气也。

五、比较

（甲）薄荷与诸蔻　其宽中理气、消导顺降与诸蔻同，特其芳烈外发，不似诸蔻内藏，所以重在发散而治内不专。

（乙）薄荷与荆芥、香薷　其辛温芳烈、开散风寒与荆芥、香薷等，而其转味之凉又能和中调气。

六、总括

内外宣通主薄荷，夏伤寒气奏功多，调中顺降消兼散，麻葛非宜速觅他。

上中品木五味、兽五味、虫三味、谷五味、菜四味。

虎掌　即天南星

一、经文便读

虎掌气味，苦温微寒。主心痛寒热结气，治积聚伏梁即安，理筋伤痿软拘缓，风眩且利水，除阴湿不干。

二、气味功能

南星名色性气合属燥金，味苦气温又得火化，为肺家之药。其治风第可平诸疾生风，不可平风生诸疾，以其体坚实细腻非真燥故。其治诸暴强直、支痛里急、筋缩软戾，皆风从燥已也。

三、物理

南星四月生苗，九月采根，是火之气归于金，取火为金用者也。火为金用，而金之气益烈，即以同气相求者，直相从而破其所结之戾气，故其所治非阴虚而阳不能化之风，乃阳虚而阴不得化之风耳。

四、主治

主肠胃痈。南星色白入肺，性燥劫液，能使阴中水液化以为气而布散焉。然此当在未与血结之先，苟已与血结，虽亦可藉以分消气分之结，则已不能不仗佐使之妥适矣。

五、用法举例

鸩头丸治风颠，霍乱永不发方。霍乱之发，癫之为风，乃阴结而阳不得畅，阳虚而阴不得化所致，用南星以散阴结于畅阳则病已，是可知因痰而生风者，去其痰而风自不得生也。

六、禁忌

阴虚之燥痰畏南星如砒鸩，切忌妄投。

七、总括

阳虚阴盛故生风，主用南星结滞通，火气归金宣火用，湿从燥化妙无穷。

阴结阳虚霍乱癫，南星开达法超然。痫生肠胃功尤著，血结还须佐使全。

青 蒿

一、经文便读

青蒿无毒，苦寒芳香。助秋令，能治骨节间留热；且杀虫，主疗瘙痂痒疮疡。

二、气味功能

芳香苦寒，能治燥热。与芩连辈之以苦寒治湿热者有别。

三、主治

主疗瘙痂痒恶疮杀虫。疥瘙本湿热为病，至结痂而痒，则湿已化燥矣；恶疮亦湿热为病，而至生虫，则已湿迸流离，燥遂在内矣。青蒿善治燥热，故主之。

四、特效

治留热在骨节间。此物立秋以后，节节生虫，既已生虫，仍不妨开花结子。其虫又不啮梗致败，不蠹节溃出，但自循梗而下，入土化为他物。亦可见此是夏间阳气遗留在内所化，合之于治留热在骨节间，岂不符哉。

五、比较

（甲）青蒨　采于夏初，犹逗夏时，主邪气在皮肤之中，此因散发而得，故就其散发而驱之。

（乙）青蒿　采于秋末，助于秋令，主留热在骨节之间，此因敛肃而及，故就其敛肃而消之。

六、物理

芳香苦寒，不助燥而治燥。阳明燥金所以继太阴湿土者，以湿浮于外，内本已燥，加以清飚荡涤，馀暑忽消，则外浮者亦散，遂纯乎为燥。是诚在转瞬间，不然别气相续必渐致，此何独紧相承踵相接耶。他物芳香，其气发扬，而青蒿独敛肃，是其为由夏届秋，由湿转燥，而留有遗热在内者之的剂矣。

七、总括

青蒿敛肃却芳香，燥热能医具特长。骨节热留疮疥痒，杀虫泄热效非常。

青葙子

一、经文便读
青葙气味，苦而微寒。主邪气皮肤中热，疗风瘙身痒难堪。杀三虫，治恶疮疥虱并效；除痔蚀，去下部疮何难。

二、物理
此物形象生长与青蒿颇同，特其收成较早，盖当湿热尽浮、内方转燥之际。故其为用，似同于青蒿而实别于青蒿。

三、比较
青蒿治疗已成痂，惟馀不尽，青葙则治风方瘙扰，肌肤竖裂。

四、功能
为疮痒而外候如伤寒者之的剂。

五、特效
子名草决明，疗唇口青色蛋病之候，齿无色，舌上白，甚者唇黑有疮，其初得或如伤寒，或因伤寒所致。则此之唇口青，当即转黑之机，而邪气皮肤中热，正合伤寒之候。

六、主治

（甲）邪气皮肤中热，瘙痒恶疮疥虱　邪气皮肤中热系发汗症，以风瘙身痒恶疮疥虱则不可发汗，所谓：疮家虽身疼痛，不可发汗，汗出则痉是也。

（乙）虫蛊邪气皮肤中热　虫蛊系可攻症，以邪气皮肤中热，则不可攻，所谓：病人表未解者，不可攻，攻之利遂不止而死是也。

七、总括

恶疮外候若伤寒，主用青葙热不干，身痒能除虫可杀，皮肤邪气亦随安。

贯　众

一、经文便读

贯众苦微寒有毒，主治腹中邪热气，杀三虫去寸白，解诸毒甚效，破癥瘕除头风，疗恶疮有益。

二、物理

此物既喜生于山，又必近于水，置燥处而不枯，浸水而不烂，为具刚体而行柔化，畜润滑而出顽梗。

三、功能

形连卷而不密，则可以疏癥瘕中气血；叶对生而不只，则可以去头风之偏。内之赤不能越外之黑，则可以止金疮之血，外之黑终能限内之赤，则可以崩漏衄血。

四、特效

专治肾家之虫。顽梗粗涩之茎，须虽发于外，而根于里缠层叠之极内。

五、主治

（甲）腹中邪热气　其外黑内赤，味苦气寒，恰有合于为寒所束之热气；然其四射之茎无不可生青放叶，即皆生理之所敷，而其义为重叠包裹之热气邪气，自随所过经络四散而导发于外。

（乙）诸毒　诸毒者，邪热久秘、不得宣泄之所成也。邪热既散，毒于何有。

（丙）杀三虫　虫者缘湿热而生，遇隙而居，善伏于生气不届之地。贯众随处孔隙，随处生机坌涌，一任沉于水、委于冰雪，皆不关其生全，苟使藏府空隙钟气尽如是，虫何由居。

六、总括

贯众坚刚柔化行，杀虫解毒治何精。腹中邪热尤能已，此物随缘不碍生。

何首乌

一、经文便读

苦涩微温无毒，首乌功能治风。疗头面风疮，且主瘰疬消痈肿；止五时心痛，又黑鬓髭气血通。治妇人产后及带下诸疾，益阴之效；长筋骨、益精髓、延年不老，久服之功。

二、物理

此物夜合昼疏通，于昼阳之辟则辟，夜阴之阖则阖。他药得阴阳之分，而此独得阴阳之合，他药得其分者不必出于合，此味之得其合者以其能出于分也。

三、比较

（甲）地黄　能为阴之合，不能为阳之开。

（乙）何首乌　得阴阳开合之全，与地黄同功，不与地黄同其沉滞。

四、功能

人身气血，皆一阴一阳之所化。阳为开之，阴为合之。何首乌夜合昼疏，既得阴阳开合之全，则于气血之结者，以开为功，而即具有合之用；于气血之劣者，以合为功，而即具有汗之用。惟开合尽其神，而气血之生化乃得不竭，此非不易之元理乎。

五、主治

（甲）主瘰疬，消痈肿，疗头面风疮、五痔，止小痛　此皆由于气血之结而经脉壅。

（乙）益气血，黑髭鬓，悦颜色，长筋骨，益精髓　此皆因气血之劣而神器损伤。

六、特效

疗风首推。肝胆根于至阴，达于至阳，本开合以行气血之生化。何首乌合于元始，握其枢机，在风实者阴不能致于阳而使合也，风虚者阳不能达于阴而使开也，既合于至阴为合、至阳为开，则风之疗也，安能不首推兹味乎。

七、总括

首乌开合力回天，虚实诸风奏效专，脉壅形伤诸症候，此能统治效如仙。

威灵仙

一、经文便读

苦温无毒，有威灵仙。主诸风宣通五藏，去腹冷心膈痰涎。癥瘕痃癖气块能散，膀胱宿脓恶水亦蠲。疗折伤，且治腰膝冷疼；名能消，取义盖有在焉。

二、气味功能

味苦气温，火也；而生于早春，采于深冬，乃假火之性气以伸木之屈曲，伴水之冰凝者也。其根荄色本为黑，形复似须稠密而长，年深转茂，无非水象，故能倚于水而行气，以行气为化水。

三、主治

（甲）主治风^{其发必骤} 百卉未萌，是先挺发，似风之播扬鼓荡，驰驱独疾，故曰主诸风也。且行气化水，两擅其长，故能使阴不化而阳淫为风者息也。

（乙）宣通五藏^{其因必久} 遇木而茎争先，归水而根稠密，乃届火令反不花不实，非濡滞流连也。不浪作叶，必六七叶排比齐生，周围四出，状如车轮，是为一层，层出不已，至于六七，似藏府间壅结非止一处，故曰宣通五藏能使阳不和而阴淤为淀者通。

四、禁忌

诸风缘五藏干涩不通而成者忌用。

五、总括

诸风骤发主灵仙，五藏宣通久病痊。水化气行诸症已，能消取义一何玄。

萹 蓄

一、经文便读

萹蓄气味苦平，能通主浸淫疥瘙，诸痔阴蚀，且杀三虫。

二、物理

此物引蔓促节，节节开花，若封而辟，辟而封。故逐节以为通，能通而必循其节，不失之驶疾，不致有遗蠡，为搜隐抉微之善剂，又为血分之气药。

三、功能

能治自湿化之风热而杀虫。

四、主治

主浸淫疥瘙，疽痔，杀虫湿热为病。虫本风化，却本于湿不化而从风，萹蓄隐抉微，不使血分聚湿而风自平、热自化，故治之也。

五、释名

畜，聚也。天子升车之石，貌之曰扁，则自卑斯高之阶也；又积少至多之文类从扁，充狭至广之文亦从扁，此其中有浸淫之义焉。从浸淫而疥瘙疽痔与虫生焉，则以聚为患。自卑而高，自少而多，自狭而广，匪节莫驻，历阶不惩者，此能治之，故号曰萹蓄。

六、总括

萹蓄搜风且杀虫，血中湿热此能通。浸淫疥痔疽为患，广狭高卑取义同。

马兜铃

一、经文便读

马兜铃味苦而寒，血痔瘘疮得之安。主肺热咳嗽，并喘促结痰。

二、物理

此物于春夏布蔓发叶，由于木火以达者，必绕树而升。其于秋冬系铃成实，由于金水以成者，必象金而降。故其所治之热，为缘木而升之热；其所治之痰，为附金而壅之痰。

三、功能

苦寒善治郁发之火。此物春苗夏花，结实非晚，偏至霜降以后叶已尽脱，铃已四裂，累累骈悬，犹傲睨风寒，浸淫霜雪而不坠，此其苦寒为何如苦寒，亦可见其虽下向而用不在降泄也。

四、主治

肺热喘嗽，痰结喘促，血痔瘘疮。此由木火为病，其气升其血亦因而动。于是肺受其热，遂失职于治节，而壅结于痰涎。痰以火而胶粘，则上为瘘疮；血缘痰而乖错，则下为血痔。兜铃为病，匪能自立，偏出高巅，如铎如铃，率皆下向，故能理木火郁发之源，解其浮越之火，而因火壅结之痰自随气而化津液，因痰逼迫之喘促自随火而下归矣。

五、宜忌

惟宜于肝木郁极斯升之火，致肺热咳嗽、痰结喘促之候。他如因湿寒，久而痰滞气道，迫隘而喘促；以及虚劳少血，津液内耗，心火自焚，遂使燥热乘肺，咯唾脓血，上气痰潮，嗽连续不已者，均忌之。

六、总括

木火刑金壅结痰，兜铃寒降苦何堪。血缘痰滞斯为痔，苦发寒清盍一参。

骨碎补

一、经文便读

骨碎补苦，温而无毒。主破血止血，补折伤在骨。

二、物理

此物寸寸折之，寸寸皆生，处处折之，处处有汁。无藉根株之系，不致血液之漏，故独能疗在骨之伤折，而主破血止血也。

三、气味功能

味苦气温，苦本坚里，而内含水，自应肾之体；温本生发而能运水，自应肾之用。能不使血之瘀结者留滞，不使疏动者妄行，而补苴伤折如未尝折伤也。

四、特效

补肾，除耳鸣齿痛。

五、总括

折伤在骨血难医，碎补功多不用疑。齿痛耳鸣堪并治，肾家妙药耐寻思。

白附子

一、经文便读

白附主治，心痛血痹，疗面上百病，行药势得力。

二、物理

此物干者皱纹有节如竹，故其所主，其旨在节。节之为物，以体象论，则为阴之限，以变动论，则为用阳布阴。而其威之所竟，之力所加，又为在下者厚，愈上乃愈微也。

三、功能

在上用之以气行津，在下用之以气行血与痰湿。

四、主治

（甲）心痛血痹_{在下者厚}　血痹始病于血脉，以渐内应于主血脉之心乃为痛矣。既至心痛，则宜白附子之阳气布散血脉中之阴邪。

（乙）面上百病，行药势_{愈上愈微}　面上百病皆湿热滞气之所为，宜白附子用阳布阴，以驾驭行气宣泽之品而行药势。

五、总括

白附宣阴善用阳，专行药势面光昌。心疼血痹何难已，下厚上微取义当。

夏枯草

一、经文便读

夏枯草味苦辛寒，破癥坚散瘿结气，疗寒热瘰疬鼠瘘，并头疮脚肿湿痹。

二、物理

阴在下能生阳，阳在上能化阴，此物有焉。夏枯之种在地阴也，而遇一阳则生苗焉，由是以渐，挺茎、发叶、结穗、开花、成实，皆为阳效其用矣，而遇一阴则枯瘁。人身之阳在上则化阴，在下则化于阴，人身之阴在下则生阳，在上则生于阳。

三、主治

夏枯能以阴成阳，使阳之用不穷，以阳化阴，使阴之源亦裕，故统治下列诸症。

（甲）结癥脚肿湿痹　此皆由阴陷于下，不能生阳。

（乙）瘰疬瘿气、鼠瘘头疮　此皆由阳极于上，不能化阴。

四、特效

益阴有卓效。

（甲）治目珠疼　目珠疼至夜辄甚，及点苦寒药剧者，盖苦寒止能折阳，夏枯则能化血。

（乙）治失血后不寐　仿半夏汤意，代以夏枯草。半夏仅能导阳入阴，夏枯则能使阳从阴化。

五、治用

此物亦可用以补肝明目，治女子血崩，产后血晕。

六、总括

生化阴阳主夏枯，破坚散结奏功殊。头疮瘰疬睛珠痛，脚肿来红睡不愉。

马　勃

一、经文便读

马勃一名马庀，其味辛平无毒，主治恶疮马疥，生园中久腐处。

二、形体

马勃生湿地及腐木上，于五六月卒然而发，紫色虚软，状如狗肺，弹之粉出。夏秋采之。有大如斗者，衡之不过钱许。

三、物理功能

五六月时火土极盛，百昌踊跃，既倾尽底里矣，即已腐已化者，偶有生气遗留其间，亦乘之以成形。弹之粉出，可知偶然假聚，不久仍归消化耳。故藉以对待浮而在上，偶寄而未即化之症，使归于无何有也，斯为妙于取裁。

四、总括

腐物乘时梦里醒，遗留生气亦成形，偶然假聚终归化，马勃医疮自有灵。

海金沙

一、经文便读

海金砂善布散，故主通利小肠，得栀子、牙硝、硼砂，能共疗伤寒热狂。

二、功能

善于土中布其流散之用，又火之丽于土以病于水者，亦能达之其功，不徒在行水之藏府。

三、主治

血淋、膏淋、石淋等症。诸症皆本湿土之气不能运化，而又有火以合之，乃结聚于水道而为病。海金砂能于土中布其流散之用，并达火之丽于土以病于水者，故治之。

四、物理

（甲）无花实　此物无花实，其气专钟于叶而成砂，则不同于吐华而凝其元，惟得气之流散者，以致其自然之化机而已。

（乙）色黄赤　肾主水而脾主湿，是肾水之用寄于脾也，此其治必在于色黄者。小肠行水而合于心，心主血，血乃水之化，血和而水化自行，此其治必在于色赤者。

五、总括

火蓄湿中水道差，土中流散海金砂。诸淋石血膏能已，花实全无叶聚华。

楝　实

一、经文便读

楝实苦寒，和阴通阳，温疾伤寒，大热烦狂，利小便水道，杀三虫疥疡。根疗蛔虫，且利大肠。

二、物理

此物在夏则核嫩裹津，充满于壳；在冬则津消核敛，表里相悬。里津待暑，是布阴以使阳和；敛核御寒，是戢阴以让阴通。

三、主治

（甲）温疾伤寒大热烦狂　以其能布阴以使阳和。

（乙）利小便水道　以其能戢阴以让阳通。

（丙）杀三虫疥疡　湿不混于热，热已化于水，水逞阳通而下行。

（丁）疝气　此由阴缚其阳，阳困于阴阴既戢而阳得伸，阳垂和而阴已布，无非赖小便之利、水道之通。

四、特效

能止上下部腹痛，阴阳和调而痛自已。

五、总括

楝实何因止腹疼，阴阳和洽水能升，清温治疝兼除疥，水道能通热不蒸。

郁李仁

一、经文便读

郁李仁味酸平无毒，主治大腹水肿，浮肿四肢面目，其利小便水道，金从火化之故。根主坚齿，去白虫断肿，龋齿者宜服。

二、物理

金从火化。此物性洁，最喜和风暖日，溉宜清水而不欲肥，其木色正白，皆金化也。而开花粉红，结实正赤，是为金从火化。

三、功能

利水道小便。由肺行三焦之水道，是为人身之金从火化。郁李仁之性恰是如此，故能利小便水道也。

四、主治

大腹水肿，面目四肢浮肿。由于水道不行，小便不利，水壅于火而还病于金，郁李仁能清其源，使金复由火而化，水遂自三焦而通。

五、总括

金从火化理三焦，郁李能教水气消。面目四肢大腹
肿，只因水道不通调。

钩　藤

一、经文便读

钩藤微寒，空中紫色，十二惊痫，小儿寒热，何以
镇惊息风，调剂上下之德。

二、物理

此物色紫中空，任是处处倒钩逆注，而脉络决不因
之而塞，故能已气血相乱之惊痫也。

三、功能

色紫气寒，故能协和气血，分解寒热；又复中空，
故能交通阴阳，调剂上下。

四、主治

小儿寒热，十二惊痫。惊痫者因惊怖大啼乃发也，
斯时气血忽被牵掣，遂与他处不相流通，若倒钩逆注

者。然钩藤虽处处倒钩逆注，而中空交通阴阳，色紫分解寒热、协和气血，故治之。

五、总括

色紫气寒中复空，钩藤定乱不凡同。调和分解阴阳化，倒逆仍通取义工。

獭 肝

一、经文便读

獭肝味甘有毒，专主鬼疰蛊毒，鱼鲠久嗽，并宜烧服。

二、主治

（甲）鬼疰 人有先无他病，忽被鬼排击，当时或心腹刺痛，或闷绝倒地，如中恶然，得差之后，余气不歇，停住积久，有时发动。连滞停住，乃至于死，死后注易旁人，故谓之鬼疰<small>疰言住也</small>，言其连滞停住也。所以可用獭肝治者，其疰必在藏府，藏府皆有定所定数，獭肝独应月增退无定<small>他兽肝叶皆定</small>，惟獭则一月一叶，其间又有退叶也，灵异之气为鬼所骇，遂不敢停也。

（乙）蛊毒 蛊是合聚虫蛇之类，以器皿盛之，任其相啖，存其生者，即名为蛊。能变化为毒害，遗毒于饮食间，以为人害，食人府藏，其状心切痛，如物啮，面目青黄。验此之法，须病人唾水中，沉者是蛊，浮者即非，此其毒必藏匿津液中。所以可用獭肝治者，獭入水剿搏诸鱼，凡水居者见之咸遁，而肝尤其灵异所萃，故益为之惧也。

（丙）久嗽　试縻置獭大水瓮中，獭于水中旋转如风，而水为之成旋拢起，四围高举，中心凹下，观者骇目。咳久不止者，水饮上凑所为也，得旋转水而使中心凹下之物，饮亦成旋下趋而咳止矣。

（丁）却鱼鲠　因其所畏以制之。

三、总括

獭肝应月为增损，鬼疰能医取义精。蛊毒伏藏津液里，捕鱼取象亦能清。

白颈蚯蚓

一、经文便读

白颈蚯蚓，味咸大寒。主蛇瘕，且去三虫伏尸；杀长虫，鬼疰蛊毒能安。仍自化为水，禀性更当看，疗伤寒伏热狂谬，治大腹黄疸何难。

二、主治

（甲）伤寒伏热狂谬，大腹黄疸　水土合德为蚓，以其食水土而生也。然其始也，便土而不溺水；其竟也，化水而不化土。则是资气于土，资形于水。无怪乎其似水之曲折，似土之迟滞矣。泄水以輮土则土濡润，假土以范水则水安流。伤寒狂谬，是土不濡润也。大腹黄疸，是水不安流也。蚯蚓气寒味咸，寒能使土不为火困，咸能使水不为土范，是其治乃取其竟之化，非取其始之合也。

（乙）蛇瘕诸虫　此皆假湿热之气而成，截血液以为资者。蚯蚓治此，亦取其已化为水，用以释假合之气，而全血液之流行耳。

三、特效

肾风下注病不可缺，脚风药中必须。

夫阳盛而不与阴交，阴停而不从阳化，皆风也。蚓性下行，从土中至水以化其热，热消则风息，阴畅阳和矣。非特此也，蚓之出地必以夜；而其便土也，不于地下而于地上，则是在下能化无形之热、致有形之水，在上能去有形之滞、退无形之热。故凡其治耳聋、鼻瘜、舌肿、牙疼、喉痹、头风，可一贯推之矣。

四、总括

始时便土终成水，水土同资效用奇。土润水流疸热化，咸寒蚯蚓恰相宜。

治从已化杀诸虫，湿热分消血液通。致水消炎风自熄，阳和阴畅夺天工。

阴停阳盛总生风，蚯蚓何因巧奏功。化热和阳阴亦畅，土中致水滞能通。

鲮鲤甲

一、经文便读

鲮鲤甲微寒，主惊啼悲伤，五邪气为病，烧服酒和良。何以亦治蚁瘘，穿山是其专长。

二、功能

效能在肺。五邪，五藏偏驳不调之气，以非气之正故谓之邪耳。五邪何以能致惊啼悲伤，惊啼悲伤何以可用鲮鲤甲治？盖气因偏驳不调，加以非习见习闻之事，分不应受之愆，骤相委致，遂致惊啼。惊而啼则其气共并于肺，肺为邪并而满，外因泣出而虚，是其伤不能不责之于悲。而其实则由于气之并，使来源不甚逼迫，则去路自有程度。肺属金石，金之未纯者，鲮鲤能穿而过之，此其取裁之所在也。

三、主治

疗蚁瘘，溃痈坚。瘘由饮食之毒入于府藏，随府藏而行于所主之脉，稽留脉内不去，使人成种种患害，甚至壅溃成疮，外漏而中仍结阻，亦岂非五邪留于内，五液伤于外者耶。若夫由痈肿不溃，肌内愤盈者，则取其溃堤之旨，决而通焉。特裹大脓血之候，外既溃则内无结，故溃后不得用也。

四、总括

脏气不调即是邪，惊啼悲泣气交加。五金未化原为石，鲮鲤能穿入肺家。

外漏中仍结，五邪体内留，溃堤专取义，无结勿轻投。

苦　瓠

一、经文便读

苦瓠气味，苦寒有毒。主大水浮肿遍四肢面目，功专下水，且令人吐。

二、物理功能

瓠结蔓间，几经两时，在夏则自小而大，在秋则自湿而干。当其湿也，固是津气之溢，以故肉厚瓤满，充塞无罅。迨交秋令，渐干渐坚，以至瓢悬于中，肉壳于外，当日之津遂净尽无余。而其壳则坚若衷甲，入水而轻举不沾；瓢则微如缕絮，列其子而灿然不乱。有济于用人，顾取其壳；生气所系物，实在于瓢。然抽吮津气以资其长，运量津气以成其坚，则其蒂其蔓不无有力焉，蒂原在瓢之上者也。其在于人，汤饮入而汪洋不流，滋腻入而粘著不化，以致津与气相混，充于皮肉，廓于府藏。府藏不能引气于外，皮肉无以输津于内，而为大水面目四肢浮肿，则取其瓢子制剂服之。以其曾经若此，而能荡练津气，从湿至干，从浮至敛，内犹生气灿然，外竟皮肉坚固者。其理既若合符节，其效自应如桴鼓矣。外内气交，自然清升浊降。特恐一时不能顺从而下，或如瓠之仍田蒂蔓而消，则能令人吐耳。

三、比较

其他瓜蓏之属，有能坚而不干者（南瓜之类），有能干而不坚者（栝蒌之类），有能干能坚而脆薄易败者（丝瓜之类）。其始非不充沛如瓠，其成却不相等，惟瓠独异，故能独擅其功。

四、禁忌

水澄而见脉沉肢冷，舌白溏泄者，忌服　瓠所抽吮者系夏月之津气，乃阳中之阴水，虽阴类而病于阳者宜之。观其味苦气寒，则知水证多寒者服之，非特不能行水，且适足以戕阳矣。

五、总括

大水横流面目肢，输津行气不相维。瓠瓟荡练津中气，内外相交肿自衰。

苦瓠抽津在夏晨，阳中阴液吮含之。脉沉肢冷阴为病，此物非宜勿妄施。

上下品草十三味、木三味、兽一味、虫二味、菜一味。